Dr. med. Klaus-Dieter Kieslinger

PARKINSON

ZUR 2. AUFLAGE

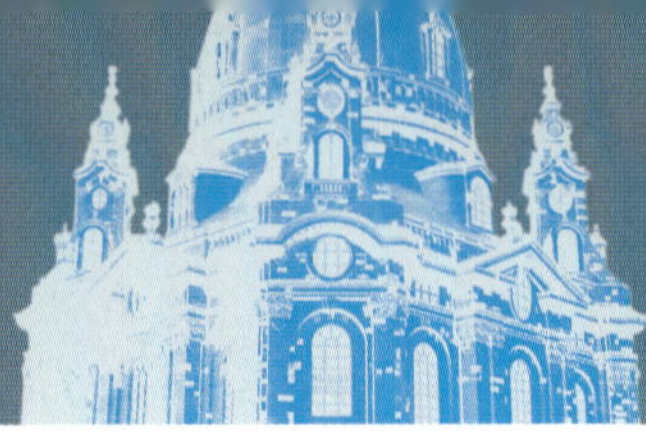

Parkinson zählt zu den häufigsten neurologischen Erkrankungen: Die Parkinson'sche Krankheit führt in vielen Fällen zu einer Beeinträchtigung der Muskulatur, wobei die sogenannte Parkinson-Trias als die häufigsten Hauptsymptome der Motorik gelten: Muskelsteifigkeit, Zittern, Bewegungsarmut.

Hinzu kommt in vielen Fällen die Entwicklung einer Depression und von Ängsten und auf jeden Fall eine massive Beeinträchtigung der Lebensqualität. Obwohl man nach wie vor die Ursachen für die Entstehung dieser Erkrankung nicht exakt kennt, versucht man die Symptome mit verschiedenen medikamentösen und nicht medikamentösen Methoden zu lindern. Verschiedene dieser Methoden, wie Entspannungsverfahren unter Verwendung von Musik oder auch anderen erprobten Verfahren, können den Verlauf dieser Erkrankung mildern und damit die Lebensqualität wieder deutlich erhöhen.

Von besonderer Bedeutung ist die Therapietreue, d. h., die Patienten müssen die gegebenen Anregungen streng einhalten. Eine Motivation dazu liefert die zweite Auflage dieser umfangreichen Sachinformation inklusive farbiger Abbildungen. Wichtig in diesem Buch sind auch die gegebenen Tipps und Tricks für den Alltag, die leicht nachzuvollziehen sind.

Univ.-Prof. Dr. Günther Bernatzky (Universität Salzburg)
Leiter des Salzburger Schmerzinstituts

Dr. med. Klaus-Dieter Kieslinger

PARKINSON

Kompakte Hilfe für Angehörige und Betroffene

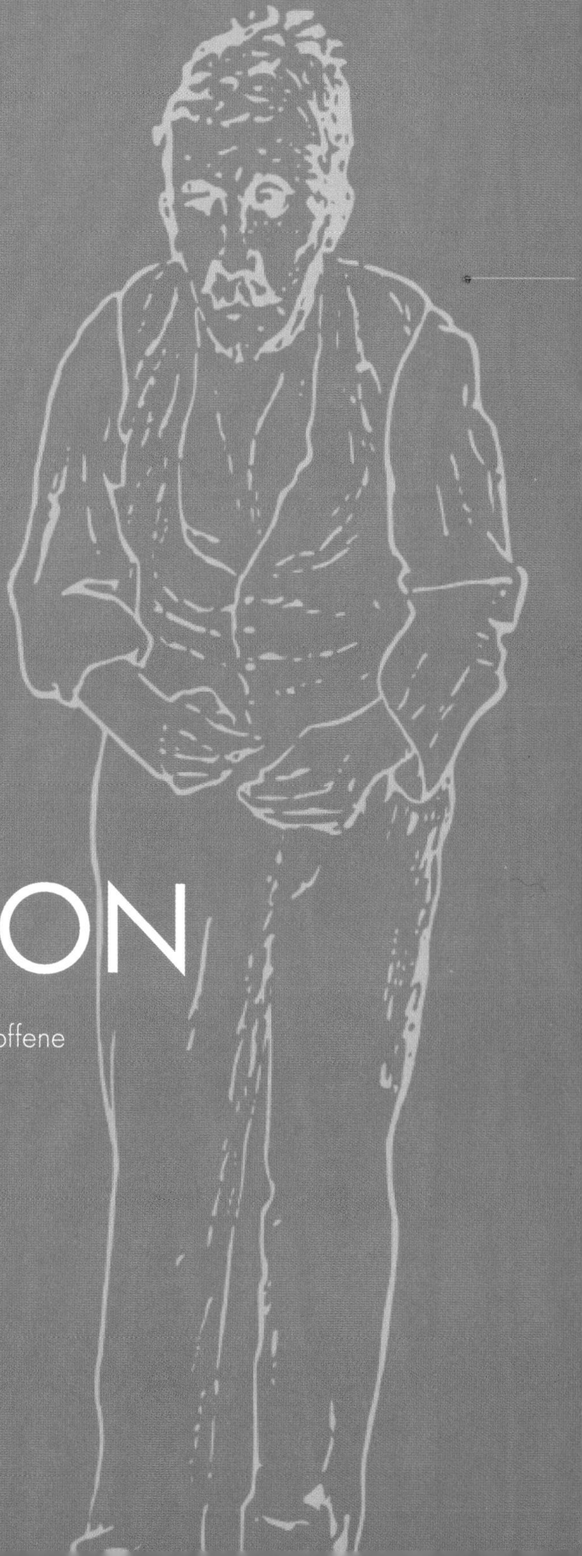

VERLAGSHAUS
DER ÄRZTE

Abbildungsverzeichnis

klaushuberpictures, Salzburg: 45, 127

Pexels: 33 (Nathan Cowley), 42 (Gustavo Fring)

Josh Edelson-AFP-picturedesk.com: 41 links, **Richard Shotwell-AP-picturedesk.com:** 41 Mitte, **Justin Lane-EPA-picturedesk.com:** 41 rechts

Shutterstock: 44 (Tyler Olson)

AbbVie GmbH: 53

PhotoAlto: 84, 100, 114 oben

Wikipedia.org: 3, 126 (Sir William Richard Gowers: Parkinson Diseases, 1886), 19 oben (Madhero88), 20, 21 (Francisco Manuel Blanco, 1837), 24 oben (Albert Londe 1892), 35 (Marvin101), 36 unten (Quasar Jarosz), modif., 39 (Visanji, Naomi P., Patricia L. Brooks, Lili-Naz Hazrati, and Anthony E. Lang.), modif., 40 (Death and DALY estimates for WHO 2004), 46 unten, 49 (Luigi Albert Maria), 54 unten (Thomasbg)

TMH Medizinhandel GmbH & Co. KG: 54 oben

ORNAMIN: 88 unten

www.pixabay.com/de: 15 (Unsplash), 16/17 (DasWordgewand) 18 oben (skeeze), 19 unten (Toubibe), 22 oben (Unsplash), 23 (HolgersFotografie), 24 unten (garymccann), 25 (422737), 26 (Markgraf-Ave), 27 (khfalk), 29 (Public Domain Picture), 31 (gulia-mar), 32 oben (picjumbo), 32 unten (mojzagrebinfo), 34 (hansiline), 37 (heblo), 46 oben (efraimstochter), 56 oben (hoteleuropa-lubin), 56 unten (Free-Photos), 60 links (WerbeFabrik), 60 rechts (peaknext), 61 (marybettiniblank), 62 (Oliver Kepka), 64/65 (tps-dave), 66 (mohamed_hassan), 68 (Hans Braxmeier), 69 (Unsplash), 70 (DarkoStojanovic), 74 (Witizia), 76 (Unsplash), 79 (Igen), 80 (Picography), 83 (Janeb13), 85 (condesign), 86 (Unsplash), 87 (Kira Hoffmann), 88 oben (acekreations), 89 (Jill Wellington), 90 (geralt), 91 (ssalae), 95 (geralt), 96 (geralt), 99 (congerdesign_sponge), 102 unten (SaraJobling), 104 (meineresterampe), 105 (Unsplash), 106 (marcisim), 107 oben (RobertChlopas), 107 unten (Pezibear), 109 (northernlightsgirl_clothing), 110 oben (EME), 110 unten (Unsplash), 118 (Mariamichelle), 119 (Mircea Iancu), 120 (Unsplash), 121 (skdunning), 122 (FirmBee), 124, 128

Push Brush GmbH: 108

Neurologisches Therapiezentrum Gmundnerberg GmbH: 113

IMPRESSUM

www.aerzteverlagshaus.at / 1. Aufl. 2016
2., aktualisierte Auflage 2021

ISBN 978-3-99052-230-1

Umschlag: Grafikbüro Lisa Hahsler, 2232 Deutsch-Wagram
Satz: designzoo, Baden bei Wien (1. Aufl.) und Jessica Görz (Überarbeitung 2. Aufl.)
Umschlagfoto: mauritius images / Pixtal
Projektbetreuung: Marlene Weinzierl
Druck & Bindung: 2imPress s.r.o., 83104 Bratislava
Printed in Slovakia

Aus Gründen der leichteren Lesbarkeit – vor allem in Hinblick auf die Vermeidung einer ausufernden Verwendung von Pronomen – haben wir uns dazu entschlossen, alle geschlechtsbezogenen Wörter nur in eingeschlechtlicher Form – der deutschen Sprache gemäß zumeist die männliche – zu verwenden. Selbstredend gelten alle Bezeichnungen gleichwertig für Frauen.

FÜR MEINE ELTERN **BRUNHILD** UND **ADOLF**,
DIE ALL DAS MÖGLICH GEMACHT HABEN.

VORWORT ZUR 2. AUFLAGE

Es ist mir eine große Freude, dass „Parkinson. Kompakte Hilfe für Angehörige und Betroffene" jetzt in der zweiten, überarbeiteten Auflage erscheint. Nach wie vor zählt es zu meinen Anliegen, die Ursachen, Symptome, den Verlauf, aber auch die Möglichkeiten der Diagnostik und Therapie von Parkinson in verständlicher Form für direkt und indirekt Betroffene zu schildern.

Allzu oft verstecken sich Informationen hinter wissenschaftlichem Jargon und sind deshalb schwer zu entschlüsseln. Das weltweite Netz bietet eine Überfülle an Artikeln zu jedwedem Thema und es ist oft gar nicht so leicht, darin einen roten Faden zu finden.

Aktuell laufen rund um den Globus intensive Forschungen zu Möglichkeiten der Früherkennung, um hoffentlich eines Tages den Verlauf der Erkrankung so früh wie möglich positiv beeinflussen oder sogar stoppen zu können. Aber auch zur Therapie von Parkinson gibt es vielversprechende neue Ansätze: Die sogenannte Parkinson-Impfung, die Umprogrammierung von Gliazellen in Dopamin-produzierende Zellen oder die Implantation von Stammzellen in das Gehirn. Im Augenblick ist vieles davon noch Zukunftsmusik, aber diese Forschungen sind ein Zeichen der Hoffnung.

Die Erfahrung zeigt, dass an Parkinson Erkrankte, die sich aktiv um die Optimierung ihrer Therapie bemühen, die mehr über die zahlreichen Möglichkeiten in Erfahrung bringen, und die regelmäßig den Austausch mit anderen Betroffenen, aber natürlich auch mit dem Arzt ihres Vertrauens suchen, häufig auch den Verlauf ihrer Erkrankung günstig beeinflussen können, zumindest aber deutlich besser damit umzugehen vermögen.

Mehr über die Parkinson'sche Krankheit in Erfahrung zu bringen und durch dieses Wissen mehr Macht über ihren Verlauf zu gewinnen, dazu möge dieses Buch beitragen.

Herzlichst, Ihr

Dr. Klaus-Dieter Kieslinger
Facharzt für Neurologie

Salzburg, im Frühling 2021

„Herr Parkinson verwirrt den Körper und lässt den Kopf zuschauen."

„Manchmal aber stand ich sekundenlang wie angewurzelt da, bis ich zur Tür gehen konnte. Oder es setzte urplötzlich ein Herzrasen ein, das nicht mehr aufzuhören schien."

„Die Krankheit Parkinson hat viele Möglichkeiten, einen in die Falle zu locken."

Aus: Richard Wagner – Herr Parkinson

VORWORT ZUR 1. AUFLAGE

JEMAND, DER WISSEN HAT, IST MÄCHTIG.

Abū 'l-Qāsim Firdausī (940–1020), persischer Dichter

NAM ET IPSA SCIENTIA POTESTAS EST. WISSEN IST MACHT.

Francis Bacon (1561 – 1626), englischer Staatsmann und Philosoph

Die Diagnose Parkinson kann bei Betroffenen einen richtiggehenden Schock auslösen, lässt sie doch schnell an eine zunehmende Beeinträchtigung der Beweglichkeit, eine Verlangsamung des Gehens, das bekannte Zittern der Hände und viele andere Einschränkungen denken, die sich daraus ergeben könnten. Als Arzt und Neurologe durfte ich viele Menschen kennenlernen und begleiten, die ihren Alltag mit diesem heimtückischen Leiden meistern. So konnte ich im Laufe der Jahre die vielen Höhen und Tiefen miterleben, welche die Parkinson-Krankheit mit sich bringt.

Die Behandlungsformen der Schulmedizin weisen eine hohe Wirksamkeit auf und vermögen die Lebensqualität wesentlich zu verbessern. Dazu treten die vielen kleinen und großen Hilfestellungen, mit denen sich Betroffene über die diversen Hürden des Alltages hinweghelfen: Dazu gehören die notwendigen Untersuchungen, die richtige Einnahme der Medikamente, die Nutzung zusätzlicher Therapieangebote, aber auch das richtige Verhalten, wenn man beim Gehen plötzlich nicht mehr von der Stelle zu kommen droht.

Im Laufe der Zeit ist diese Sammlung von Tipps und Tricks für den Alltag derart angewachsen, dass sie den Rahmen jeder Sprechstunde sprengen würde. Aus diesem Grund habe ich mich entschlossen, sie mit Ihnen, liebe Leserin, lieber Leser zu teilen. „Wissen ist Macht", stellte der englische Denker Francis Bacon schon im 17. Jahrhundert fest. Daher freue ich mich darüber, mit diesem Buch zu mehr Wissen über Parkinson und damit zu einer besseren Lebensqualität im Alltag mit der Krankheit beitragen zu dürfen.

Herzlichst, Ihr

Dr. Klaus-Dieter Kieslinger
Facharzt für Neurologie

Salzburg, im Mai 2016

GELEITWORT

LIEBE LESERIN! LIEBER LESER!

Es ist mir eine besondere Ehre, das Geleitwort zu dem neuen Parkinsonbuch, herausgegeben von unserem Neurologen Dr. Klaus-Dieter Kieslinger, der uns in der Parkinson Selbsthilfegruppe Salzburg als fachärztlicher Beirat zur Seite steht, schreiben zu dürfen.

Ich bin Facharzt für Augenheilkunde, seit 13 Jahren selbst Parkinson-Betroffener und seit mehr als 10 Jahren in der Parkinson-Selbsthilfe tätig. Erst die Selbsthilfe, die für Betroffene und Angehörige offen ist, bietet uns über Information und Erfahrungsaustausch die Möglichkeit, zum – wie uns der Autor mit seinem Buch auffordert – Experten in eigener Sache zu werden.

Dabei merke ich immer wieder, wie wichtig es für uns Parkinson-Betroffene ist, von einem Arzt betreut zu werden, der ein Herz für uns Parkinsonisten hat. Und Klaus-Dieter gehört dazu. Neben seiner traditionsgemäß Anfang Juni abgehaltenen und immer bestens besuchten fachärztlichen Fragestunde, wo jeder in der Parkinson-Selbsthilfegruppe seine Fragen an ihn richten kann, kommt er zu fast jedem der monatlich stattfindenden Gruppentreffen kurz vorbei und steht auch hier für unsere Sorgen und Fragen zur Verfügung. Dafür möchte ich ihm danken, und ich wünsche ihm und seinem Buch alles Gute und viele Leser – auf dass wir in seinem Buch weitere wertvolle Unterstützung finden auf unserem Weg zum Experten in eigener Sache.

Mit lieben Grüßen

Dr. Joe Ebner
Facharzt für Augenheilkunde und Optometrie, Arzt für Allgemeinmedizin
Vizepräsident des Dachverbandes der Parkinson Selbsthilfe Österreich

INHALT

INHALT

INHALT

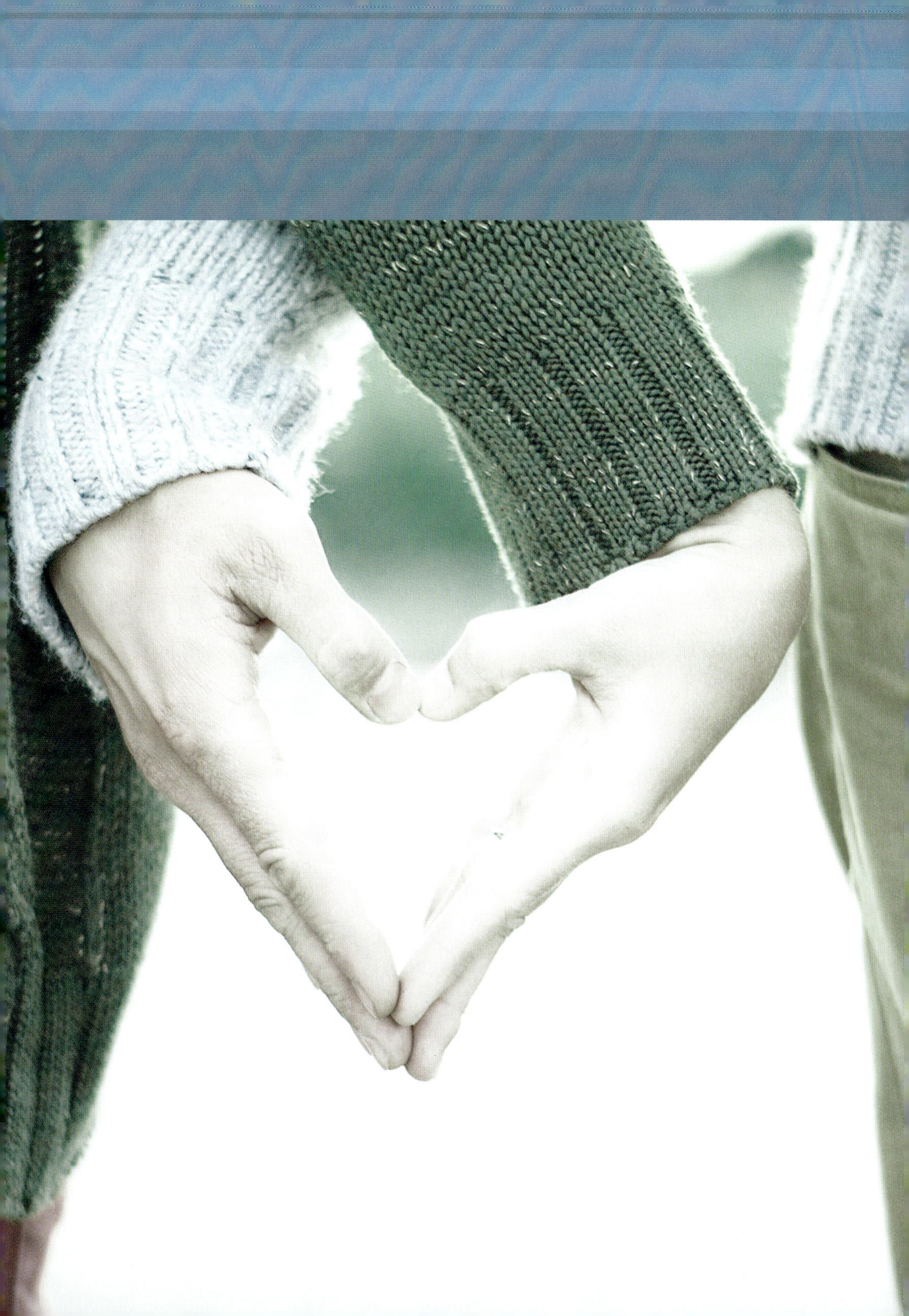

ALLGEMEINER TEIL

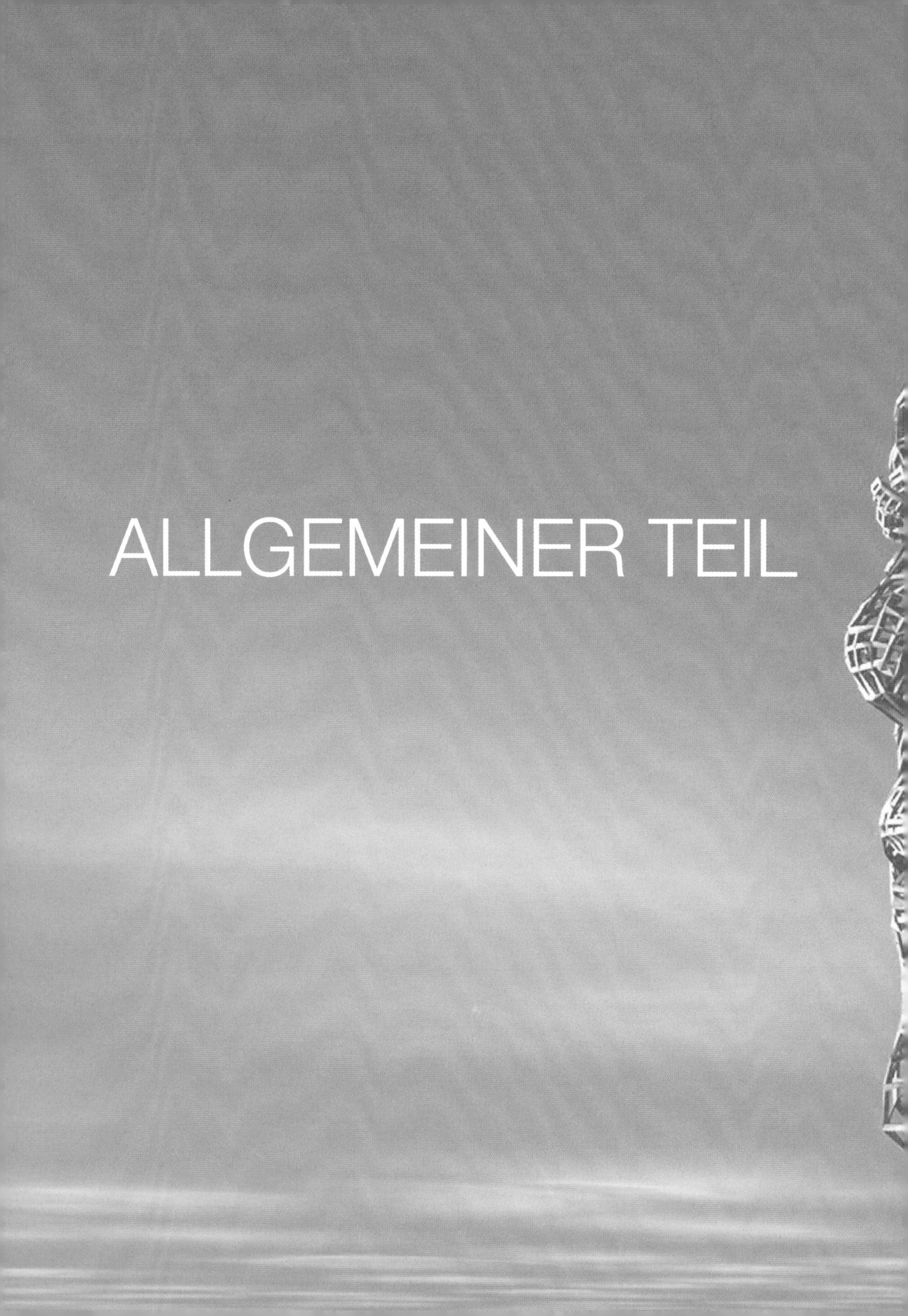

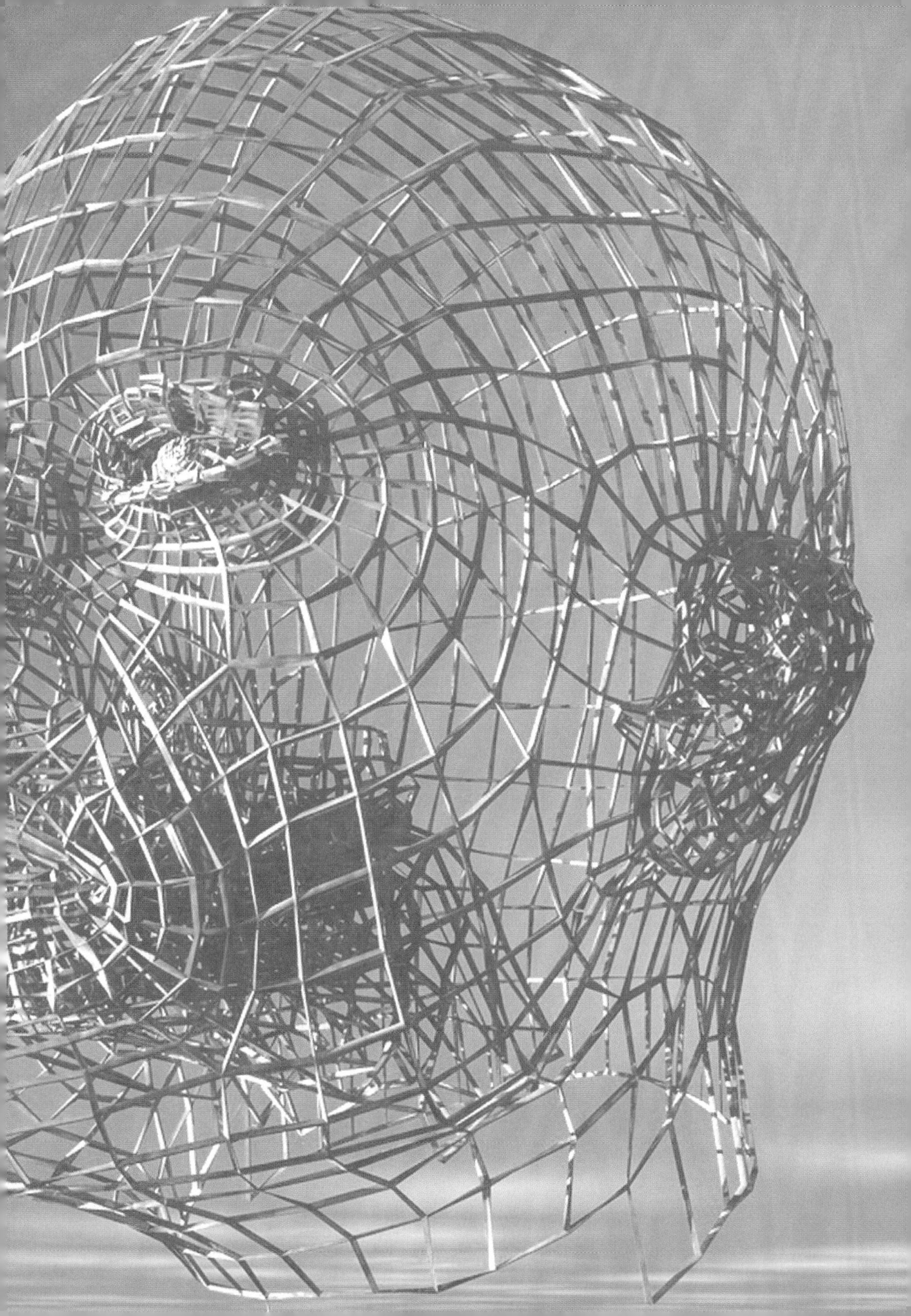

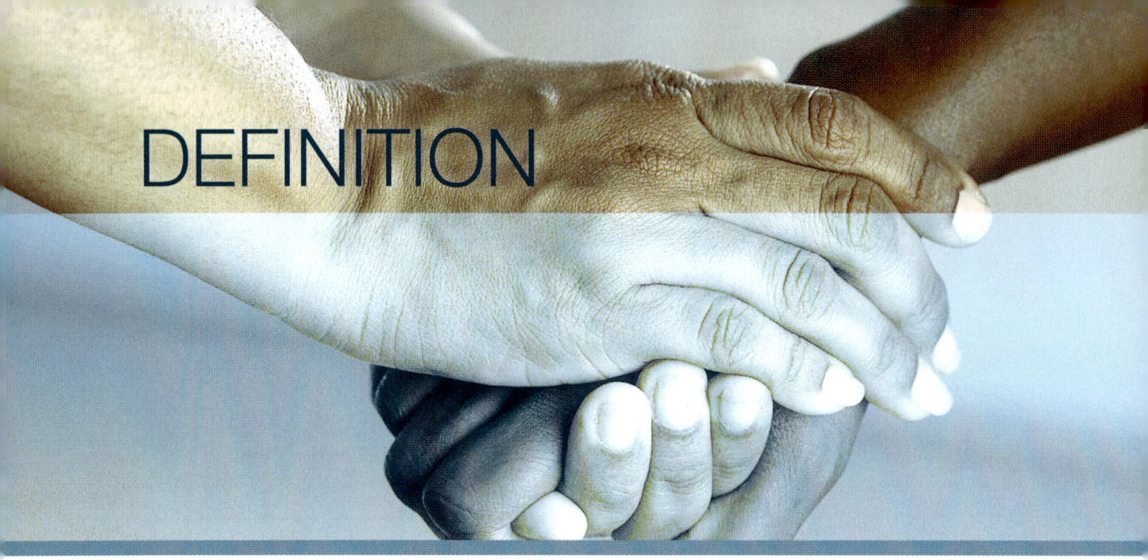

DEFINITION

DEFINITION

Was ist die Parkinson-Krankheit?

Morbus Parkinson zählt zu den häufigsten neurologischen Erkrankungen. Er ist gekennzeichnet durch typische Veränderungen der Motorik, nämlich Steifigkeit der gesamten Muskulatur, das bekannte Zittern (welches aber nicht in jedem Fall auftritt) und Bewegungsarmut. Eine generelle Verlangsamung beeinträchtigt im weiteren Verlauf zunehmend den Gleichgewichtssinn. Die Beschwerden sind in der Regel auf einer Körperseite stärker ausgeprägt. Zusätzlich kann es zum Auftreten einer Reihe von weiteren Symptomen kommen:

- Depressionen,
- Schmerzen des Bewegungsapparates,
- Störungen der Schweißsekretion und der Steuerung der Körpertemperatur,
- Schwierigkeiten beim Schlucken,
- unscharfes Sehen und einige mehr.

Bei Parkinson mangelt es an einem bestimmten Botenstoff im Gehirn: **Dopamin**. Dieser Überträgerstoff wird von spezialisierten Nervenzellen in der sogenannten schwarzen Substanz **(Substantia nigra)** des Mittelhirnes im Hirnstamm gebildet. Längere Fortsätze (Axone) dieser Nervenzellen leiten Dopamin zu seinen Zielzellen an den Basalganglien, wo es über Synapsen andockt und die Motorik moduliert. Parkinson entsteht als Folge des schleichenden Verlustes dieser Nervenzellen. Erst bei einem Verlust von mehr als der Hälfte dieser Zellen (genauer gesagt 60 bis 70 %) treten die Symptome auf.

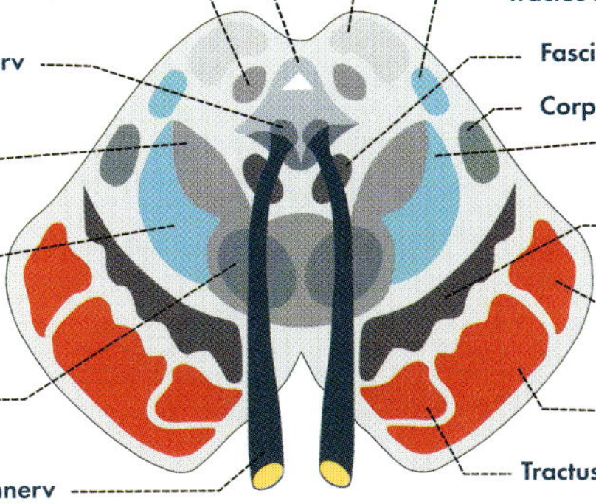

Mittelhirn

Was sind die ersten Anzeichen?

Zu Beginn treten häufig nur unspezifische Beschwerden auf: Rückenschmerzen, ein Stimmungsabfall, eine Verminderung der Leistungsfähigkeit, eine Störung des Geruchssinnes oder eine Verlangsamung der Bewegungen. Erst im weiteren Verlauf kommt es dann zu einer Unsicherheit beim Gehen, der Gang wird kleinschrittig, man braucht mehrere Zwischenschritte beim Umdrehen, eine Hand oder beide Hände pendeln beim Gehen weniger mit und der Oberkörper neigt sich nach vorne, dazu tritt häufig das typisch einseitig betonte Zittern. Zudem wird die Schrift immer kleiner.

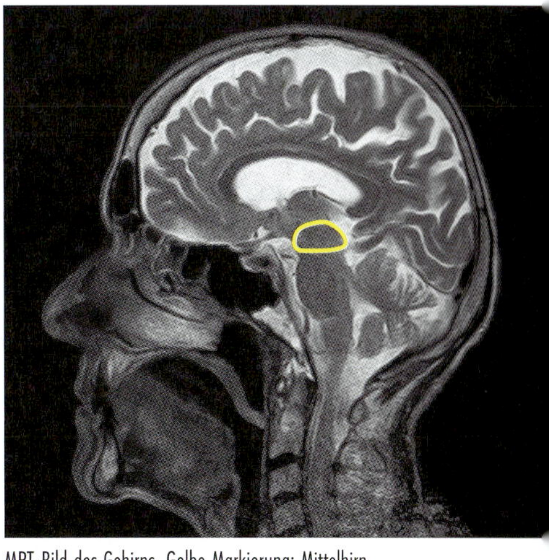

MRT-Bild des Gehirns. Gelbe Markierung: Mittelhirn

Wer diagnostiziert Parkinson?

Grundsätzlich kennt jeder Arzt die typischen Symptome. Die definitive Diagnose stellt meist der Neurologe mit Hilfe einer körperlichen Untersuchung. Wenn zu Beginn der

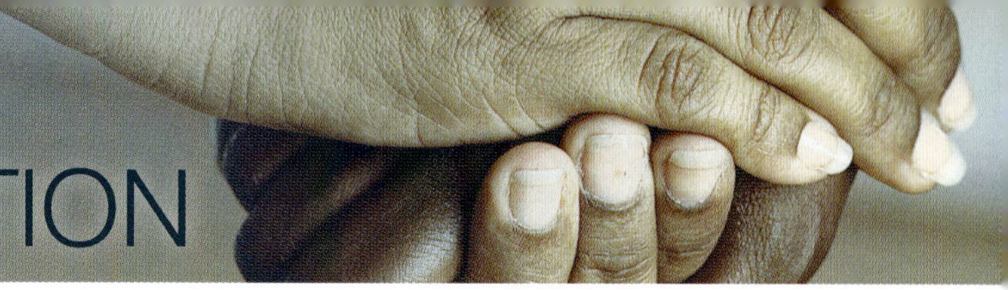

Erkrankung das Vollbild von Parkinson noch nicht ausgeprägt ist, können weitere Tests notwendig werden, wie zum Beispiel die bildgebende Darstellung der betroffenen Strukturen des Zwischenhirns nach Verabreichung eines leicht radioaktiven Kontrastmittels. Damit ist es möglich, die Aktivität der das Dopamin produzierenden Zellen im Gehirn zu messen. Zusätzlich wird Ihr Arzt in der Regel Aufnahmen des Gehirns mit CT (Computertomographie) oder MRT (Magnetresonanztomographie) veranlassen.

Seit wann kennen wir Parkinson?

Der erste Arzt, der in moderner Zeit die Krankheit beschrieben hat, war Sir James Parkinson (1755–1824), praktischer Arzt, Apotheker, Geologe und Paläontologe aus London. Im Jahre 1817 veröffentlichte er seine berühmte Studie *An Essay on the Shaking Palsy (Eine Abhandlung über die Schüttellähmung)*, in welcher er die Symptome von sechs seiner Patienten erstmals genau darstellte. Der französische Neurologe Jean-Martin Charcot (1825–1893) – übrigens auch einer der Lehrer von Sigmund Freud – prägte Jahrzehnte später den Namen „Parkinson'sche Krankheit". Im Laufe der folgenden 200 Jahre wurde Parkinson immer weiter erforscht und sehr genau beschrieben.

Die indische Ayurveda-Medizin kennt die Erkrankung schon wesentlich länger. Tatsächlich wurde in der ayurvedischen Literatur bereits vor über 3.000 Jahren eine Krankheit beschrieben, wel-

AN
ESSAY
ON THE
SHAKING PALSY.

CHAPTER I.
DEFINITION–HISTORY–ILLUSTRATIVE CASES.

SHAKING PALSY. *(Paralysis Agitans.)*

Involuntary tremulous motion, with lessened muscular power, in parts not in action and even when supported; with a propensity to bend the trunk forward, and to pass from a walking to a running pace: the senses and intellects being uninjured.

Titelblatt von Parkinsons Essay zur „Schüttellähmung"

che mit Zittern der Hände, körperlicher Steifigkeit und Bewegungsarmut einhergeht. Die ayurvedische Pharmakologie verwendet zu deren Behandlung sogar eine Pflanze, welche L-Dopa (die Vorstufe von Dopamin) enthält, also den Wirkstoff, der auch in der modernen Medizin eingesetzt wird. Es handelt sich um Atmagupta, das aus den Früchten des tropischen Strauches Mucuna pruriens (indische Juckbohne) gewonnen wird. Auch im alten China wurden bereits um 500 vor Christus Symptome von Parkinson beschrieben, und zwar im Huángdì Nèijing (Buch des Gelben Kaisers zur Inneren Medizin).

Doch auch in unserem Kulturkreis ist die Erkrankung seit der Antike bekannt. So empfiehlt ein alter medizinischer Papyrus die Anwendung von Salben zur Behandlung von Muskelsteifigkeit und Zittern. Auch in der Bibel finden sich mehrere Beschreibungen von Menschen, die von Zittern betroffen waren. Eine erste systematische Beschreibung des Tremors findet sich bei dem griechischen Arzt Galenus von Pergamon (129/131 – zwischen 199 und 215), der im alten Rom tätig war.

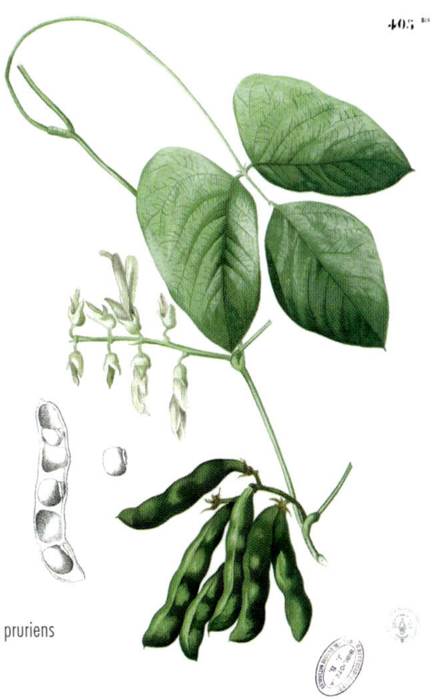

Mucuna pruriens

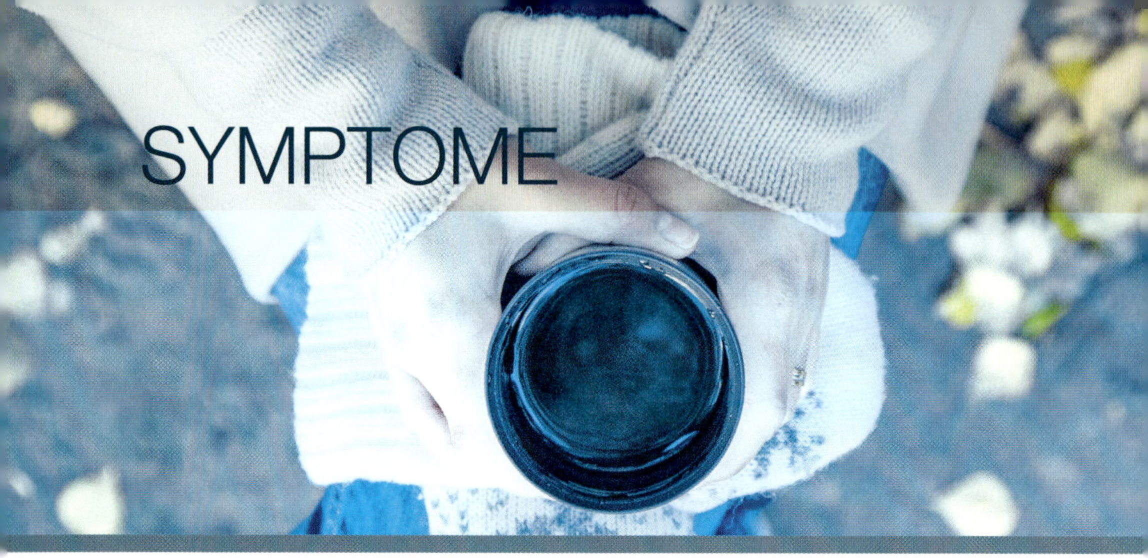

SYMPTOME

Parkinson führt zu einer Beeinträchtigung der Motorik, also der Bewegungsabläufe der Muskulatur. Als die drei klassischen Hauptsymptome der Motorik, die sogenannte Parkinson-Trias, gelten

- Muskelsteifigkeit,
- Zittern und
- Bewegungsarmut.

Hinzu kommt eine Instabilität der Körperhaltung mit Sturzneigung. Es gibt aber eine Reihe von zusätzlichen Symptomen, die nicht primär die Motorik betreffen.

Motorische Symptome

Rigor

Mit Rigor bezeichnet der Arzt die typische **Muskelsteifigkeit** bei Parkinson. Die Muskulatur weist einen erhöhten Spannungszustand auf. Diese ständige Verspannung führt zu einer Verminderung und Verlangsamung der Bewegungen, welche vom Betroffenen als Steifigkeitsgefühl wahrgenommen wird. Häufig kommt es dadurch auch zu Schmerzen im Bewegungsapparat, insbesondere des Rückens und der Extremitäten.

Der Arzt prüft den Rigor, indem er den Unterarm im Ellbogengelenk hin- und herbewegt. Dabei kann er den typischen wächsernen Widerstand feststellen.

Wenn dieser durch ein zusätzliches Zittern immer wieder ruckartig kurz nachgibt, spricht man vom Zahnradphänomen.

Tremor

Zittern ist wohl das bekannteste Symptom bei Parkinson, auch wenn es gar nicht bei allen Betroffenen auftritt. Das Zittern betrifft meist die Hände, aber auch die Füße und der Kopf können befallen sein. Im Allgemeinen ist eine Körperseite stärker betroffen. Der klassische Parkinson-Tremor tritt in Ruhe, zum Beispiel beim Herabhängen der Arme oder beim Halten von Gegenständen, auf. Das Trinken aus einem Glas oder einer Tasse kann dadurch massiv erschwert werden. Bei gerichteten Bewegungen der Hände, also zum Beispiel beim Zeigen mit dem Finger auf die eigene Nase während der neurologischen Untersuchung, hört das Zittern kurz auf, um dann gleich wieder zu beginnen. Die Frequenz des Zitterns ist eher niedrig, es entspricht 5 bis 8 Herz (Schwingungen pro Sekunde). Wir sprechen dann von einem grobschlägigen Tremor. Häufig kommt es auch zu einer zitternden Bewegung zwischen Daumen und Zeigefinger, wie beim Zählen von Münzen oder beim Drehen einer Pille zwischen den Fingern: das sogenannte Pillendreher-Phänomen. Durch Stress und Aufregung nimmt das Zittern zu.

Bradykinese

Darunter versteht man eine **beeinträchtigte Motorik,** die sich in einer Verlangsamung der Bewegungen äußert. Feinmotorische Tätigkeiten, wie das Zuknöpfen des Hemdes, werden immer schwieriger. Auch das Mienenspiel nimmt ab; der Ausdruck des Gesichtes erscheint maskenhaft. Dies erschwert die Kommunikation mit den Mitmenschen. Die Stimme wird monoton. Insgesamt kommt es zu einer Bewegungsarmut. Es können immer wieder Schwierigkeiten beim Aufstehen und Losgehen auftreten. Der Begriff **Hypokinese** bezeichnet eine verminderte Bewegungsamplitude, also die eingeschränkte Weite von Bewegungen der Extremitäten.

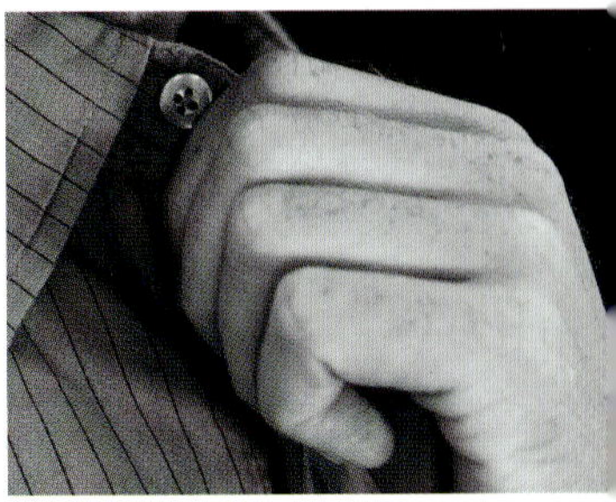

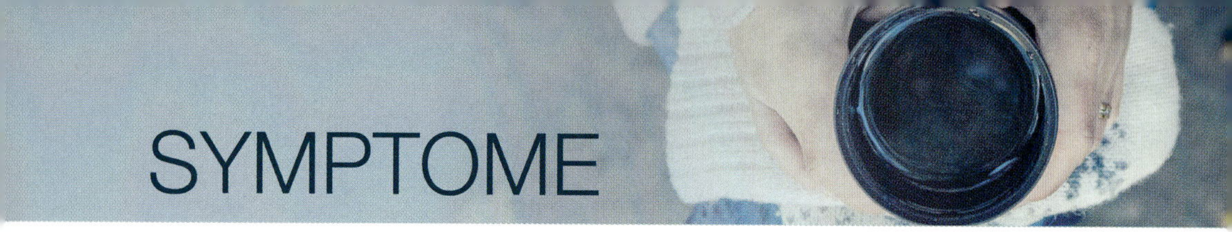

SYMPTOME

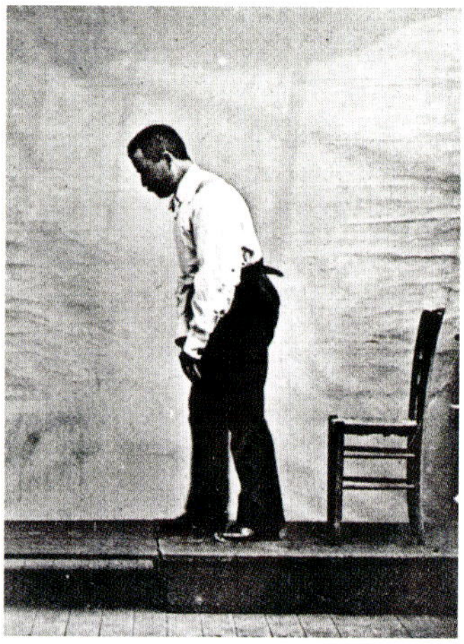

Haltungsinstabilität

Durch die allgemeine Verlangsamung lassen auch die Reflexe nach, welche die aufrechte Körperhaltung ständig korrigieren. Dadurch verschlechtert sich die Fähigkeit, das Gleichgewicht zu halten, und im fortgeschrittenen Krankheitsstadium steigt das Risiko, zu stürzen. Der Arzt prüft dies, indem er den Patienten an den Schultern nimmt und sanft zu sich hinzieht. Bei beeinträchtigtem Gleichgewicht fällt der Patient in Richtung Arzt hin, der ihn dabei mit seinen Händen auffängt.

Gehen

Das Gangbild bei der fortgeschrittenen Parkinson-Erkrankung erlaubt dem erfahrenen Arzt eine Blickdiagnose: Vornüber gebeugt und kleinschrittig, beim Umdrehen braucht der Patient mehrere kleine Zwischenschritte. Ein typisches Zeichen ist auch das verminderte Mitpendeln einer oder beider Hände beim Gehen. Der Arzt spricht von **Kamptokormie**, wenn der Oberkörper nach vorne geneigt ist und sich aktiv nicht mehr aufrichten lässt. Der Begriff **Pisa-Syndrom** bezeichnet eine unwillkürliche Neigung des Oberkörpers zur Seite, meist zur weniger stark betroffenen Seite.

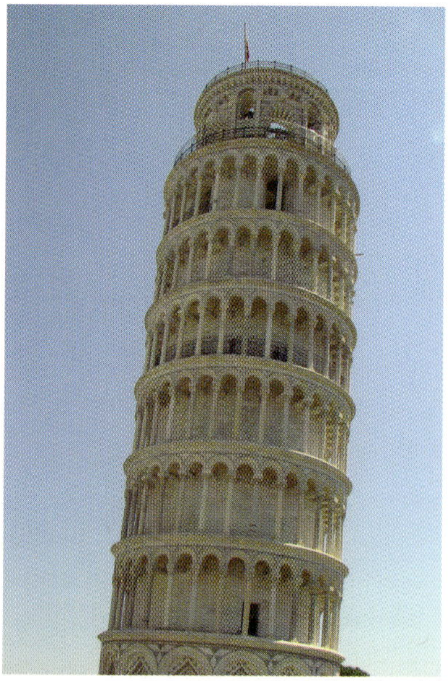

Gangunsicherheit

Die Reflexe, welche das Gleichgewicht beim Gehen steuern, verlangsamen sich mit dem weiteren Fortschreiten der Erkrankung. Dadurch funktionieren die raschen Ausgleichsbewegungen, die beim Gesunden für ein stabiles Gangbild sorgen, nur mehr eingeschränkt. Der beeinträchtigte Gleichgewichtssinn führt zu einer zunehmenden Sturzgefahr.

Starthemmung

Es fällt im Verlauf der Erkrankung immer schwerer, Bewegungen zu starten. So kann es mitunter schwierig werden, aus dem Sitzen aufzustehen. Auch das Losgehen, zum Beispiel an einer Ampel, gelingt zeitweise nur mit Mühe. Hierzu werden Sie in diesem Buch eine Reihe von Tricks finden, um diese Starthemmung zu überwinden (siehe Seite 75).

Festination

Auch das Stehenbleiben aus dem Gehen kann plötzlich schwerfallen. Festination nennt man das Phänomen, wenn es den Patienten beim Gehen unwillkürlich nach vorne zieht und er nicht mehr stehenbleiben kann. Dies geht manchmal so weit, dass er immer schneller wird, zu trippeln beginnt und dann zu Sturz kommt, wenn er sich nicht mehr rechtzeitig irgendwo festhalten kann.

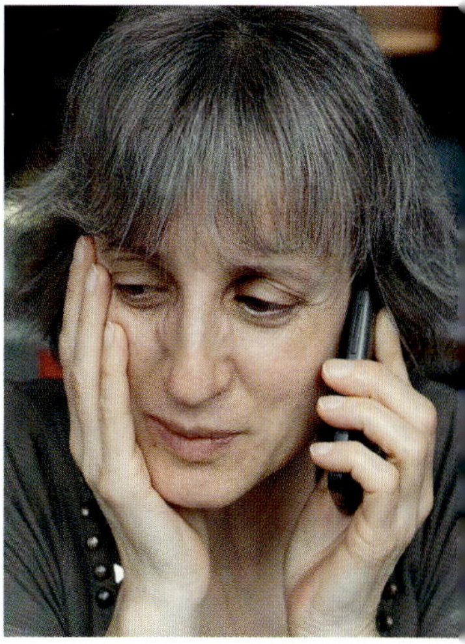

Sprechen

Die Stimme verliert zunehmend ihre Sprachmelodie, sie wird monoton und leise, das Sprechen kann in späteren Phasen undeutlich und schwerer verständlich werden.

Bewegungsunruhe

Häufig kommt es in späteren Stadien zum Auftreten einer Bewegungsunruhe. Diese kann dauerhaft vor-

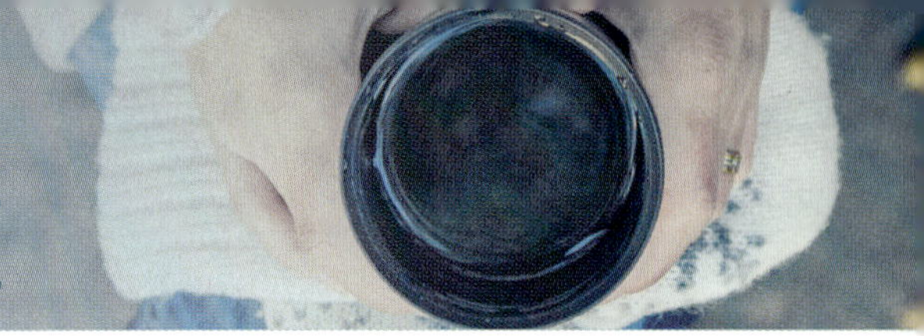

handen sein oder auch nur sporadisch vorkommen. Sie äußert sich in ständigen Bewegungen der Extremitäten, manchmal auch verbunden mit vermehrtem Zittern. Sie wird durch Stress und Aufregung verstärkt. Durch diese ständigen unwillkürlichen Muskelbewegungen kann der Kalorienverbrauch erheblich ansteigen, sodass eine Gewichtsabnahme auftritt.

Die Bewegungsunruhe kann verwechselt werden mit dem sogenannten **Restless-Legs-Syndrom**. Dabei handelt es sich um vorwiegend in Ruhe – zum Beispiel beim Einschlafen – auftretende Missempfindungen der Beine, manchmal auch der Arme, die den Betroffenen dazu veranlassen, die Beine ständig zu bewegen, um die Beschwerden zu lindern. Das führt zu unangenehmen Schlafstörungen bis hin zu Energielosigkeit und Depressionen. Laut neueren Erkenntnissen ist das Restless-Legs-Syndrom bei Parkinson-Betroffenen nicht häufiger als in der übrigen Bevölkerung, es kann aber unabhängig davon zusätzlich auftreten.

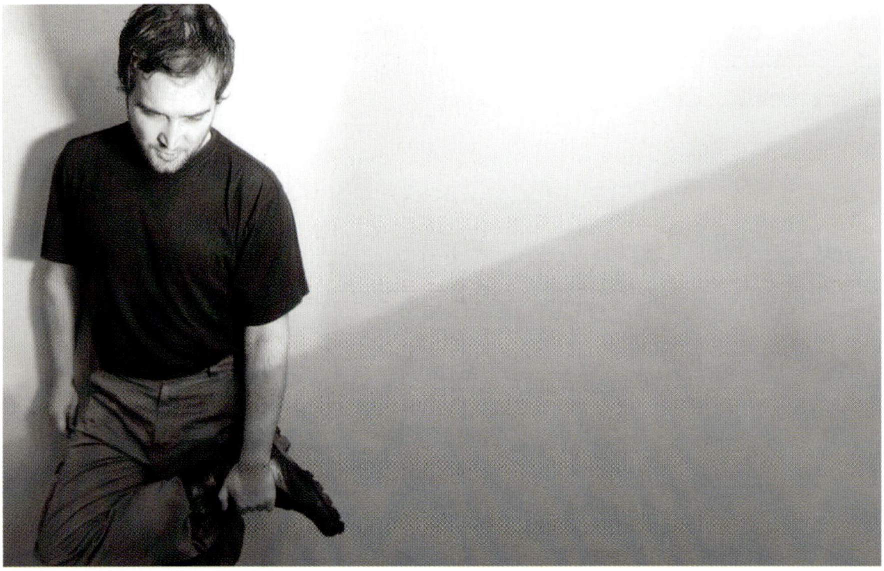

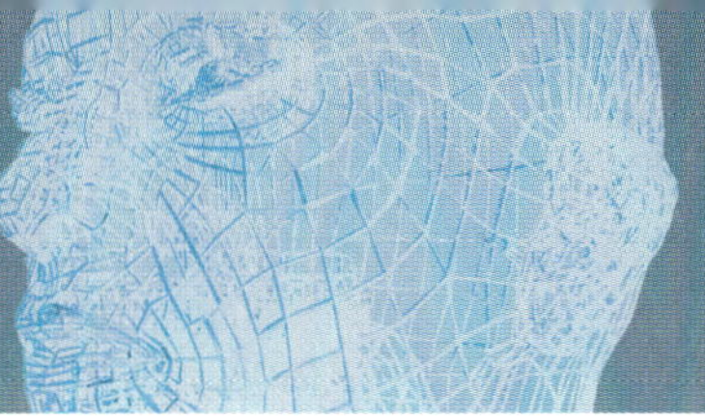

Nicht motorische Symptome

Das sind Zeichen der Krankheit, die nicht primär die Beweglichkeit betreffen. Diese können in sehr vielfältiger Form auftreten. Sie werden von Betroffenen manchmal gar nicht mit Parkinson in Verbindung gebracht, trotzdem beeinträchtigen sie die Lebensqualität hin und wieder mehr als die motorischen Symptome.

Verlust des Geruchssinnes

Eines der ersten Symptome, welches häufig lange vor der eigentlichen Manifestation der Erkrankung auftritt, ist die Verminderung des Geruchssinnes. Im weiteren Krankheitsverlauf kann dann der Geruchssinn völlig verschwinden. Mitbetroffen ist in diesem Falle auch der Geschmackssinn, da der Geruch der Speisen und Getränke deren Geschmack wesentlich mitbeeinflusst.

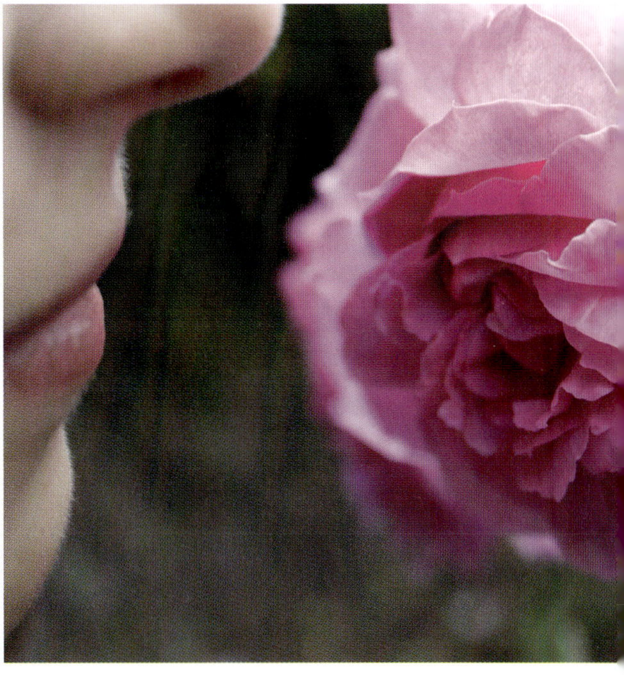

Magen-Darm-Trakt

Eine eingeschränkte Passagefunktion des Magen-Darm-Traktes beeinträchtigt den Weitertransport der Nahrung im Darm. Das führt zu Verdauungsstörungen bis hin zur chronischen Verstopfung.

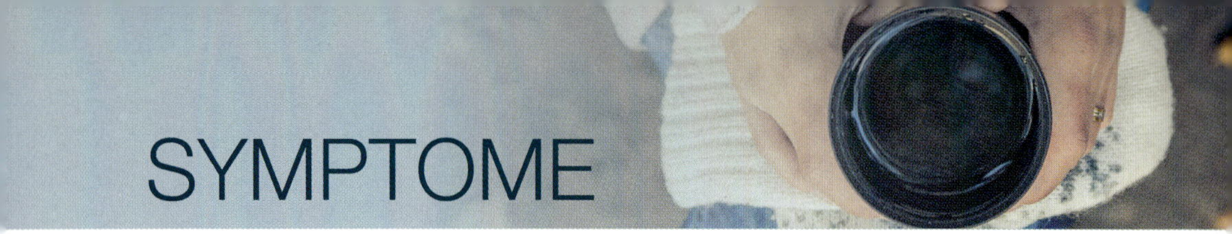

Störungen der Blasenfunktion

Diese reichen von einer erschwerten Blasenentleerung über vermehrten, auch nächtlichen Harndrang bis zur Harninkontinenz.

Sexuelle Funktionsstörungen

Eine ganze Reihe von sexuellen Funktionsstörungen können bei Parkinson auftreten:

- Weniger Verlangen,
- eingeschränkte Erregbarkeit,
- verzögertes oder fehlendes Erreichen des Orgasmus,
- aber auch die verminderte Beweglichkeit,
- Schmerzen
- oder das Auftreten von Depressionen

können das Leben einer gesunden Sexualität beeinträchtigen. Nicht zu vergessen auch die sogenannte Hypersexualität – ein massiv gesteigertes Verlangen mit stark erhöhter sexueller Aktivität, welche als Nebenwirkung einer bestimmten Gruppe von Medikamenten auftreten kann.

Beim Mann kann es zu einer Beeinträchtigung der Erektion bis zu einer erschwerten Ejakulation kommen. Bei der Frau tritt nicht selten eine verminderte Lubrikation auf, also eine Beeinträchtigung der vaginalen Befeuchtung während sexueller Erregung. Nicht selten fällt es schwer, überhaupt den Orgasmus zu erreichen.

Kreislaufprobleme

Der Kreislauf braucht länger, um sich anzupassen wenn man vom Liegen oder Sitzen aufsteht. Das kann zu Schwindelanfällen führen, welche nach raschem Aufstehen für einige Sekunden oder Minuten anhalten. Auch wenn nach dem Essen der Verdauungstrakt mehr Blut benötigt, kann dies zu immer wiederkehrenden vorübergehenden Kreislaufproblemen führen.

Schlafstörungen

Ausgeprägte Störungen des Ein- oder Durchschlafens können die Lebensqualität erheblich beeinträchtigen. Auch das Umdrehen im Bett kann mühsam werden und das Wiedereinschlafen erschweren. Eine sogenannte „REM-Schlaf-Verhaltensstörung" kann dazu führen, dass der Betroffene bei lebhaften Träumen um sich schlägt, weil er unabsichtlich die Trauminhalte ausagiert.

Schlaflosigkeit und vermehrte Tagesmüdigkeit

Als Folge der Schlafstörungen kann es zu exzessiver Müdigkeit während des Tages kommen. Man sollte dabei aber nicht vergessen, dass eine vermehrte Tagesmüdigkeit mit Einschlafneigung in monotonen Situationen auch als Nebenwirkung bestimmter Parkinson-Medikamente auftreten kann, nämlich der Dopamin-Agonisten.

Psychologische Probleme

Dopamin zählt im weiteren Sinne zu den Glückshormonen, es sorgt für Antrieb und Motivation. Aufgrund des Mangels an Dopamin sind Depressionen ein häufiges Symptom bei Parkinson. Sie können sich bereits lange vor Beginn der eigentlichen Krankheitszeichen unangenehm bemerkbar machen. Hinzu treten Apathie, Lustlosigkeit, aber auch vermehrte Reizbarkeit und Ängste bis hin zu

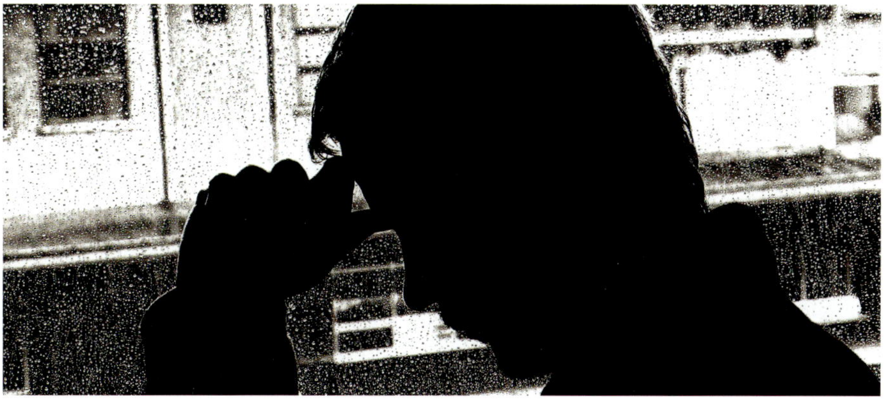

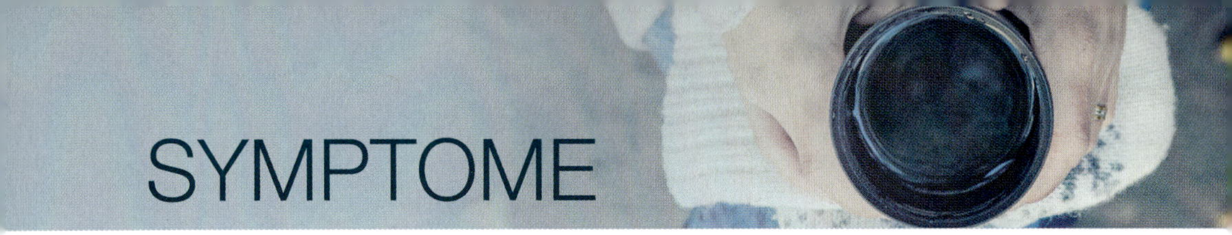

Panikattacken. Teilweise bessern sich diese Symptome bereits nach einer adäquaten Einstellung der Therapie mit L-Dopa bzw. Dopamin-Agonisten. Nicht selten wird auch eine medikamentöse Therapie mit Antidepressiva notwendig.

Impulskontrollstörungen

Als Nebenwirkungen der medikamentösen Therapie mit L-Dopa und Dopamin-Agonisten kann es zu Halluzinationen kommen. Diese können eine spontane Nebenwirkung darstellen oder auch Zeichen einer Überdosierung sein. Hier gilt es dann, das entsprechende Präparat möglichst zu reduzieren, bis die Halluzinationen verschwinden. In seltenen Fällen muss der Arzt auch eine Kompromisslösung anstreben zwischen einer einigermaßen brauchbaren Beweglichkeit und nur geringen Halluzinationen. Eine spezielle Nebenwirkung der Dopamin-Agonisten sind die sogenannten Störungen der Impulskontrolle:

- Eine plötzlich neu erwachte Spielsucht,
- zwanghaftes Einkaufen,
- ein überstark vermehrtes sexuelles Verlangen bis hin zur
- Sexsucht oder
- zwanghaftes Ordnen von Gegenständen und Putzen

sollten Sie veranlassen, umgehend Ihren Arzt aufzusuchen.

Gedächtnisstörungen

Durch den Dopamin-Mangel im Gehirn kann im Verlauf der Krankheit die allgemeine Verlangsamung der Körperfunktionen auch das Denken betreffen. In späteren Stadien kann es zur Beeinträchtigung des Gedächtnisses bis hin zur Demenz kommen.

Störungen des Schwitzens

Es können sowohl massiv vermehrtes Schwitzen (häufiger) als auch ein vermindertes Schwitzen auftreten. Letzteres führt zu starken Problemen der Temperaturregulation bei starker Sommerhitze mit Überhitzungsgefahr bis zum Hitzschlag.

Hautveränderungen

Eine vermehrte Talgsekretion im Gesicht kommt häufig vor. Das Gesicht wirkt dann glänzend, wie eingecremt, der Arzt spricht daher treffend vom „Salbengesicht".

Als Nebenwirkung von Medikamenten können Beinödeme oder eine Erythromelalgie (eine schmerzhafte Rötung der Extremitäten bei bestimmten Dopamin-Agonisten) oder eine durch Einnahme von Amantadin verursachte Livedo reticularis auftreten (eine netzförmige rötlich-bläuliche Verfärbung der Haut an Oberschenkeln und Oberarmen, verbunden mit Schwellungen an Knöcheln und Fingern).

Beeinträchtigungen des Sehvermögens

Häufig tritt eine störende Trockenheit mit vermehrter Empfindlichkeit der Augen gegen Witterungseinflüsse auf. Außerdem kann es zum Auftreten von Sehstörungen mit verschwommenem Sehen oder Doppelbildern kommen. Das Lesen fällt schwerer. Das Kontrastsehen, das Farbsehen und auch die räumliche Wahrnehmung können beeinträchtigt werden. Dies beeinträchtigt die Gangsicherheit zusätzlich. Zu erwähnen sind auch Lidkrämpfe, also ein unwillkürliches und ständiges Zusammenkneifen der Augenlider (Blepharospasmus). Als Nebenwirkung der Parkinson-Medikamente treten in manchen Fällen optische Halluzinationen auf. Weitere mögliche Nebenwirkungen können sein:

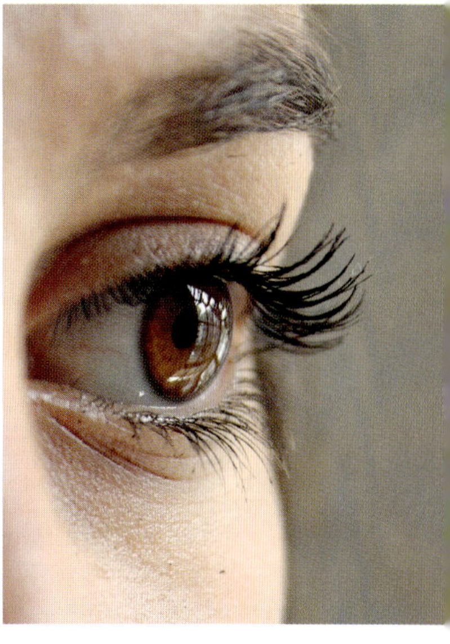

- erhöhter Augendruck,
- Störungen der Akkomodation (die Einstellung des Auges auf Nähe und Ferne) und
- Beeinträchtigungen der Pupillenreaktion.

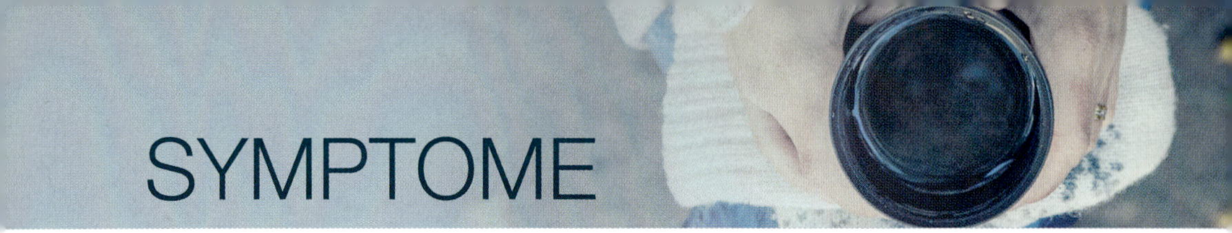

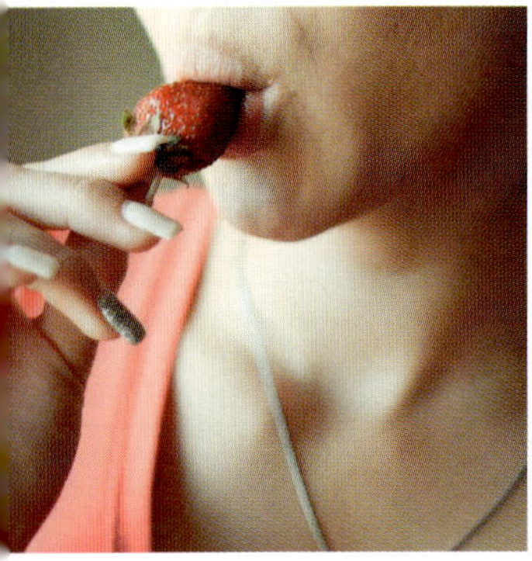

Speichelfluss und Schlucken

Ein vermehrter Speichelfluss wird häufig von Betroffenen beklagt. Dieser beruht nicht auf einer vermehrten Produktion von Speichel, sondern vielmehr darauf, dass auch die Motorik des Schluckens beeinträchtigt ist und daher die Häufigkeit des Schluckvorganges abnimmt. Etwa 50 % aller Parkinson-Patienten haben zumindest zeitweise Probleme mit dem Schlucken. Das kann zu einer Mangelernährung mit Gewichtsverlust führen. Häufiges Verschlucken kann einen ständigen Hustenreiz auslösen, im Extremfall kann eine sogenannte „stille Aspiration", also ein unbemerktes Verschlucken von Nahrungsbrei in die Luftröhre und die Bronchien, zu einer Lungenentzündung führen.

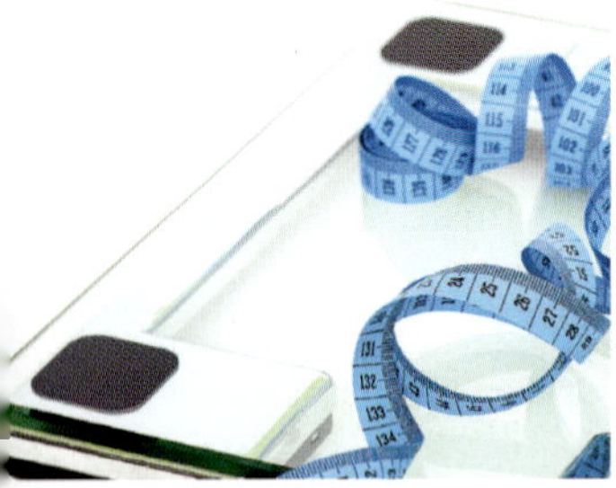

Nasenlaufen

Viele Parkinson-Patienten leiden unter einer ständig laufenden Nase. Dies kann sich im Alltag störend auswirken.

Gewichtsveränderungen

Eine **Gewichtszunahme** tritt häufig als Folge einer verminderten allgemeinen Beweglichkeit und dem damit verbundenen verminderten Kalorienverbrauch auf. Umgekehrt können in manchen Fällen auch ein vermehrtes Zittern und ständige überschießende Bewegungen zu einem erhöhten Kalorienverbrauch mit ungewolltem **Gewichtsverlust** führen.

Bewegungsunruhe

Manchmal kommt es zu einer störenden Bewegungsunruhe, welche sich in stressigen und aufregenden Situationen noch verstärkt. Sie kann spontan oder als Folge der Medikamentenwirkung auftreten.

Schmerzen

Durch den erhöhten Muskeltonus und damit verbundene einseitige Belastungen sowie den häufig vorwärts oder seitlich geneigten Oberkörper kommt es im Verlauf häufig zu chronischen Schmerzen. Manchmal sind Schmerzen auch das erste Symptom und gehen der Manifestation der Erkrankung um Jahre voraus.

Stürze

Als Folge der allgemeinen Verlangsamung der Halte- und Stellreflexe sowie der insgesamt verlangsamten Beweglichkeit und auch der bereits erwähnten Festination, also dem unwillkürlichen, immer schneller werdenden Vorwärtslaufen, kommt es häufig zu Stürzen. Diese können im höheren Alter insbesondere in Kombination mit einer Osteoporose zu Knochenbrüchen führen. Daher sind ein begleitendes Gleichgewichtstraining durch Physiotherapie, aber auch Tanzen oder Qigong wichtig, um Stürzen vorzubeugen.

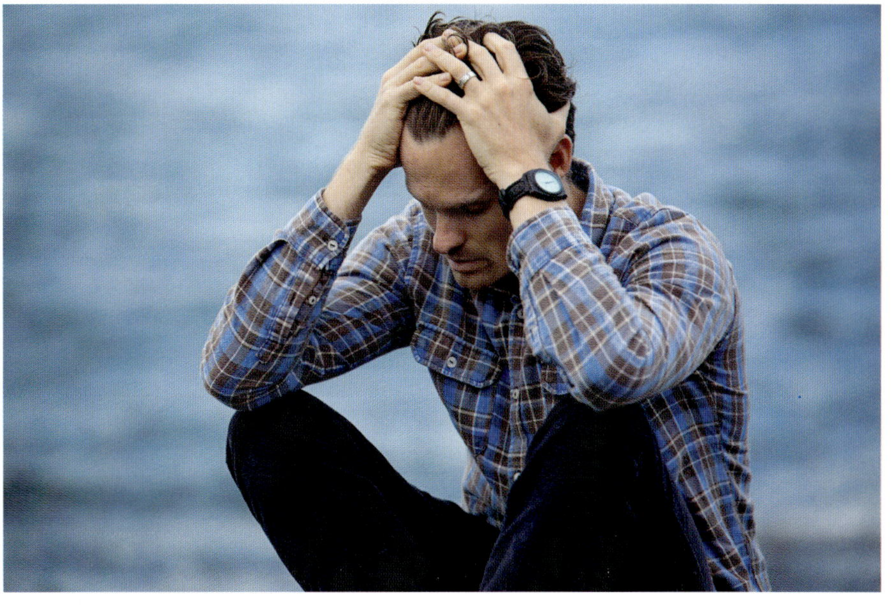

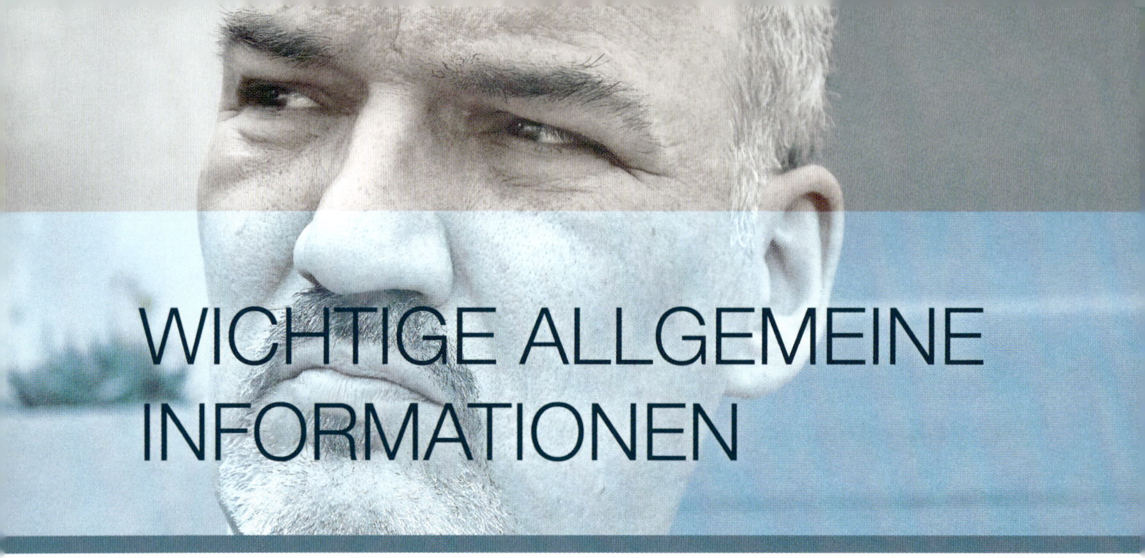

WICHTIGE ALLGEMEINE INFORMATIONEN

Verlauf

Parkinson verläuft **chronisch progredient**, was bedeutet, dass die Symptomatik im Laufe der Zeit langsam zunimmt. Daran muss auch die Behandlung immer wieder angepasst werden. Anfänglich kommt man in der medikamentösen Therapie meist mit einem Wirkstoff aus. Mit dem Fortschreiten der Erkrankung lässt dann die Wirksamkeit nach, aus diesem Grund wird es im Verlauf der Jahre notwendig, die Dosis zu erhöhen beziehungsweise eine Kombination aus mehreren Medikamenten einzunehmen. Damit lässt sich über viele Jahre hinweg eine hohe Lebensqualität erreichen. Mit Hilfe der modernen Parkinson-Therapie ist heutzutage eine annähernd normale Lebenserwartung zu erreichen.

Parkinson-Krise

Selten kann es bei fortgeschrittener Parkinson-Krankheit zum Auftreten einer sogenannten akinetischen Krise kommen. Eine schwere Infektion wie ein Harnwegsinfekt oder eine Lungenentzündung, eine Operation, manchmal auch eine zu geringe Flüssigkeitszufuhr, eine Beeinträchtigung des Schluckens oder eine mangelhafte Medikamenteneinnahme können dazu führen, dass die Symptomatik plötzlich stark zunimmt und eine Bewegungsstarre auftritt. Der Patient ist in dieser Situation ans Bett gefesselt und kann im Extremfall nicht sprechen und schlucken. Dies macht eine umgehende Aufnahme im Krankenhaus mit rascher Korrektur der Ursache notwendig, damit sich die Situation wieder stabilisiert.

Sonderformen von Parkinson

Der Überbegriff „Parkinson-Syndrom" bezeichnet nicht nur die klassische Parkinson-Krankheit, er umfasst außerdem einige Sonderformen. Diese werden manchmal auch „Parkinson Plus" genannt, weil dabei zusätzliche Symptome auftreten wie Gedächtnisstörungen, Halluzinationen oder vermehrte Stürze.

Lewy-Körperchen-Krankheit

Die sogenannte Lewy-Körperchen-Krankheit stellt eine Sonderform von Parkinson dar, bei der es zusätzlich zu einer Demenz kommt. Sie ist gekennzeichnet durch ein Schwanken von Konzentration, Aufmerksamkeit und geistiger Leistungsfähigkeit, aber auch durch komplexe visuelle Halluzinationen, wie zum Beispiel die Wahrnehmung von nicht vorhandenen Gestalten in der Umgebung. Zusätzlich kommt es zu häufigen Stürzen und zum plötzlichen Auftreten von Bewusstseinsverlust in aufrechter Körperhaltung, da die Kreislaufregulation nicht mehr ausreichend funktioniert.

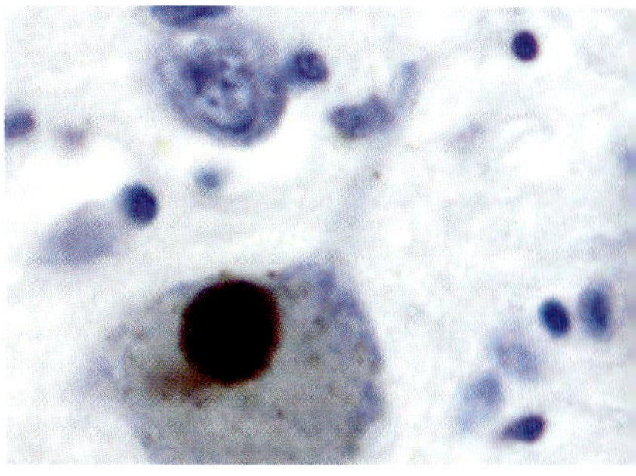

Lewy-Körperchen unter dem Mikroskop

Multisystematrophie

Bei der Multisystematrophie tritt zusätzlich zur typischen Parkinson-Symptomatik eine Reihe weiterer Beschwerden auf. Besonders stark ausgeprägt ist dabei die nach vorne gebeugte Körperhaltung, außerdem kommt es zu gesteigerten Reflexen bis hin zur Spastik, Demenz, massiven Störungen der Bewegungskoordination, Stürzen, Kreislaufstörungen, Muskelzuckungen. Im Gegensatz zum klassischen Parkinson-Syndrom verläuft das Fortschreiten der Multisystematrophie deutlich schneller, der Patient spricht schlechter auf die Parkinson-Medikamente an und die Lebenserwartung ist deutlich herabgesetzt.

PSP (Progressive supranukleäre Blickparese)

Diese Sonderform des Parkinson-Syndroms ist gekennzeichnet durch ein rasches Fortschreiten der Symptome, eine mehr symmetrische Ausprägung, eine Blicklähmung der Augen, welche nicht mehr nach oben bzw. unten blicken können, und durch vermehrte Stürze. Der Patient spricht schlechter auf die Medikation an.

CBD (Corticobasale Degeneration)

Diese Sonderform ist gekennzeichnet durch eine Demenz, eine ausgeprägte Asymmetrie der Symptomatik, Blicklähmung, Zittern, Muskelzucken und Muskelverkrampfungen. Sie spricht schlecht auf die Parkinson-Medikamente an und verläuft rasch fortschreitend.

Medikamentös verursachtes Parkinson-Syndrom

Die Einnahme bestimmter Medikamente aus der Gruppe der Neuroleptika kann zu einer Parkinson-Symptomatik führen. Sie blockieren die Aufnahme von Dopamin in den Nervenzellen des Gehirnes und vermindern damit psychotische Symptome wie Halluzinationen, starke innere Anspannung und Ängste. Sie dürfen daher bei Parkinson nicht verabreicht werden.

Inzwischen gibt es bestimmte modernere Neuroleptika (sogenannte atypische Neuroleptika), welche auch bei Parkinson eingesetzt werden können, insbesondere Quetiapin (Seroquel) und Clozapin (Leponex).

Wie entsteht eigentlich Parkinson?

Parkinson entsteht durch den langsam fortschreitenden Verlust der Nervenzellen im Gehirn, welche den Überträgerstoff Dopamin bilden. Sie sitzen im Mittelhirn,

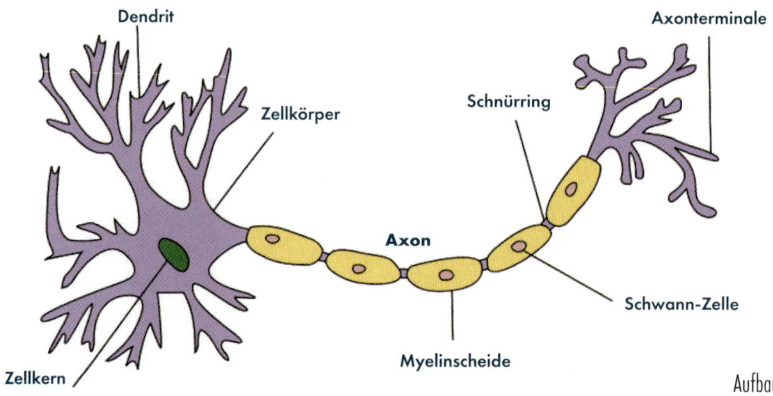

Aufbau einer Nervenzelle

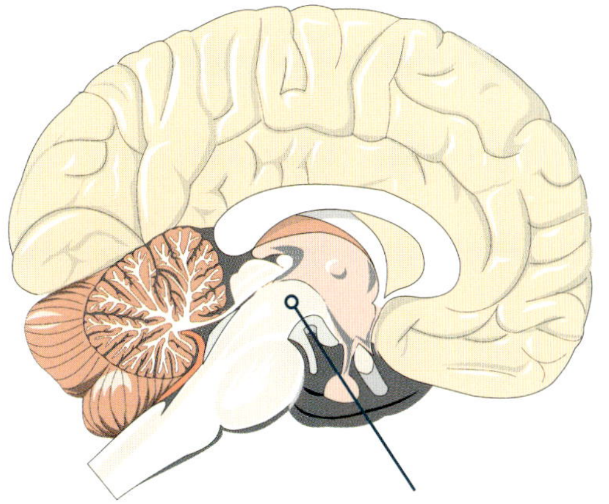

Substantia nigra

in der sogenannten Substantia nigra, einer symmetrischen Ansammlung von schwarz gefärbten Nervenzellen. Die schwarze Farbe stammt von dem hohen Gehalt an Eisen in dieser Region. Erst wenn bereits etwa 60 % der Zellen zugrunde gegangen sind, macht sich die Erkrankung bemerkbar.

Diese Nervenzellen aus der **Substantia nigra** besitzen lange Fortsätze **(Axone)**, welche vom Hirnstamm bis hinauf in das Großhirn reichen, wo sie in den Stammganglien ihren Überträgerstoff **Dopamin** abgeben. Wenn Dopamin fehlt, wie es bei Parkinson der Fall ist, dann kommt es zu einer erhöhten Aktivität von bestimmten Nervenzellen, welche die Muskulatur steuern. In der Folge entsteht eine überhöhte Aktivierung von Muskelzellen, verbunden mit der typischen Muskelanspannung oder Steifigkeit (Rigor).

Warum gehen die Nervenzellen zugrunde?

Die Ursache für die chronisch fortschreitende Zerstörung der Nervenzellen in der Substantia nigra ist noch nicht eindeutig geklärt. Die Forschung geht heute von einer Kombination von Ursachen aus. Es besteht ein gewisses erbliches Risiko. Eine **Reihe von Genen** konnte bisher identifiziert werden, welche bei ihren Trägern Parkinson auslösen können. In bestimmten Familien tritt Parkinson häufiger auf.

Alpha-Synuclein

Eine zentrale Rolle in der Entstehung von Parkinson spielt der Eiweißkörper Alpha-Synuclein. Proteine, also Eiweißkörper, gelten als die „Arbeitsmaschinen" der Zelle. Alpha-Synuclein ist Bestandteil von Körperzellen, welche Dopamin produzieren. Bei Parkinson lagern sich fehlerhaft gefaltete oder in zu hoher Anzahl vorhandene Ketten von Alpha-Synuclein aneinander und verkleben miteinander. Dieser „Müll" führt zu einer Entzündungsreaktion. Beim Versuch, ihn aufzulösen und abzutransportieren wird dann gesundes Hirngewebe angegriffen und zerstört.

Darüber hinaus kann fehlerhaft gefaltetes Alpha-Synuclein auch gesundes Alpha-Synuclein „anstecken": Die fehlerhafte Faltung befällt auf diese Weise die verschiedenen Bereiche des Gehirns. Damit breiten sich diese Schädigung und der verklebte „Müll" nach und nach über das gesamte Gehirn aus. Ein ähnlicher Prozess wird übrigens auch bei der Alzheimer-Demenz vermutet.

Eine interessante moderne Hypothese geht davon aus, dass diese Prionen, also infektiöse Proteine, über die Nasenschleimhaut aufgenommen werden, über die Riechnerven das Gehirn erreichen, sich zuerst im Riechhirn vermehren, dann in den Darm gelangen und über den Nervus vagus wieder nach oben zum Gehirn wandern, um sich dann vom Hirnstamm aus weiter auszubreiten. Daraus lässt sich die Abfolge der Schädigungen des Gehirns nachzeichnen, die der deutsche Neuropathologe Heiko Braak in seinem berühmten Schema dargestellt hat (siehe Abbildung rechts).

Weitere Ursachen für Parkinson

Es werden immer wieder **Toxine** diskutiert, welche die Nervenzellen schädigen. Die Insektizide DDT und Lindan stehen unter Verdacht, Parkinson auszulösen.

Bekannt ist zum Beispiel das **Nervengift** MPTP, welches bei unsachgemäßer Herstellung der Designerdroge MPPP entsteht und bei Einnahme die das Dopamin produzierenden Zellen im Gehirn zerstört. Eine solche Vergiftung kann innerhalb von etwa einer Woche zu einem Parkinson-Syndrom führen. Auch eine **virale Erkrankung** ist bekannt, die sogenannte Economo-Enzephalitis, welche erstmals in den ersten Jahrzehnten des vergangenen Jahrhunderts aufgetreten ist – nachzulesen in dem empfehlenswerten Buch *Awakenings (Zeit des Erwachens)* des britischen Neurologen und Schriftstellers Oliver Sacks (1933–2015). Auch **bestimmte Medikamente**, nämlich Neuroleptika, welche zur Behand-

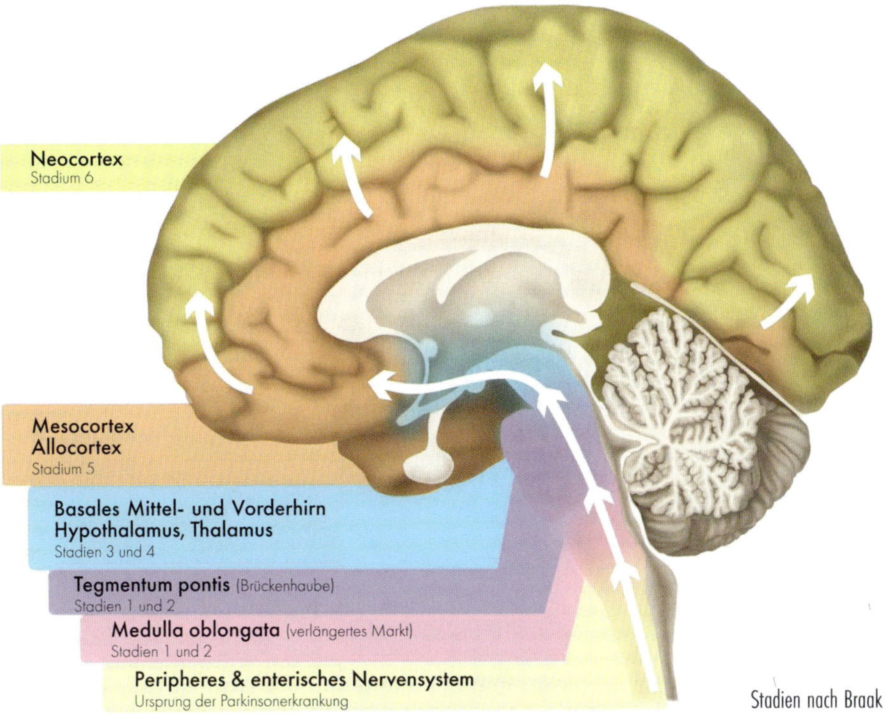

Stadien nach Braak

lung von Symptomen der Schizophrenie eingesetzt werden, können in manchen Fällen zu einem Parkinson-Syndrom führen. Nicht zu vergessen sind hier chronische **Durchblutungsstörungen des Gehirns**, welche im Laufe der Jahre das Mittelhirn schädigen und ebenfalls einen Dopamin-Mangel verursachen können – das sogenannte vaskuläre Parkinson-Syndrom. Auch häufige **Schläge auf den Kopf**, wie bei Boxern, können den Verlust von Dopamin bildenden Zellen verursachen.

Mangel an Dopamin

Beim Mangel an Dopamin setzt die moderne Parkinson-Therapie an. In den vierziger Jahren des letzten Jahrhunderts gelang es erstmals, den Überträgerstoff chemisch herzustellen. Heutzutage kann der Dopamin-Mangel ausge-

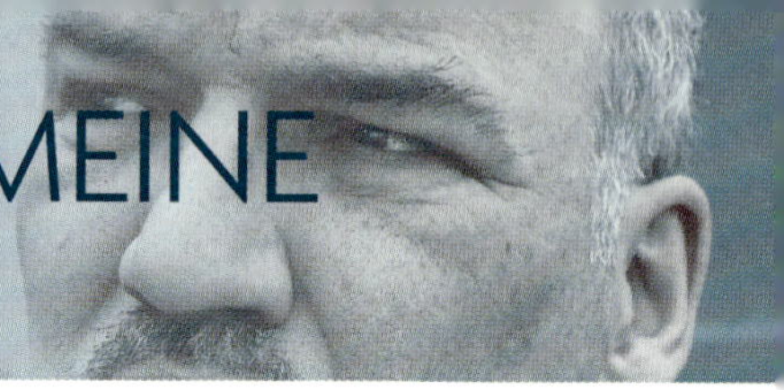

glichen werden, und zwar durch die Zufuhr von **L-Dopa**, einer Vorstufe von Dopamin, welches dann im Gehirn in Dopamin umgewandelt wird, oder von sogenannten **Dopamin-Agonisten**, welche am gleichen Rezeptor wirken wie Dopamin selbst.

Wie häufig kommt Parkinson vor?

Parkinson ist vorwiegend eine Erkrankung des höheren Lebensalters. Meist treten die ersten Symptome zwischen dem 50. und 60. Lebensjahr auf. Die Häufigkeit nimmt mit dem Alter zu: Etwa 1 % der 60-Jährigen, aber 3 % der 80-Jährigen sind betroffen. Ein Erkrankungsbeginn unter 40 ist eher selten, in 5 bis 10 % der Fälle, man spricht dann vom „Early Onset Parkinson". Es gibt aber tatsächlich Fälle, wo sogar unter 21-Jährige erkranken. Man spricht dann von einem „juvenilen Parkinson-Syndrom".

Weltweite Verbreitung von Parkinson

- unter 5 Personen pro 100.000 Einwohner
- 43-50 Personen pro 100.000 Einwohner
- 72-80 Personen pro 100.000 Einwohner

(Stand: 2004)

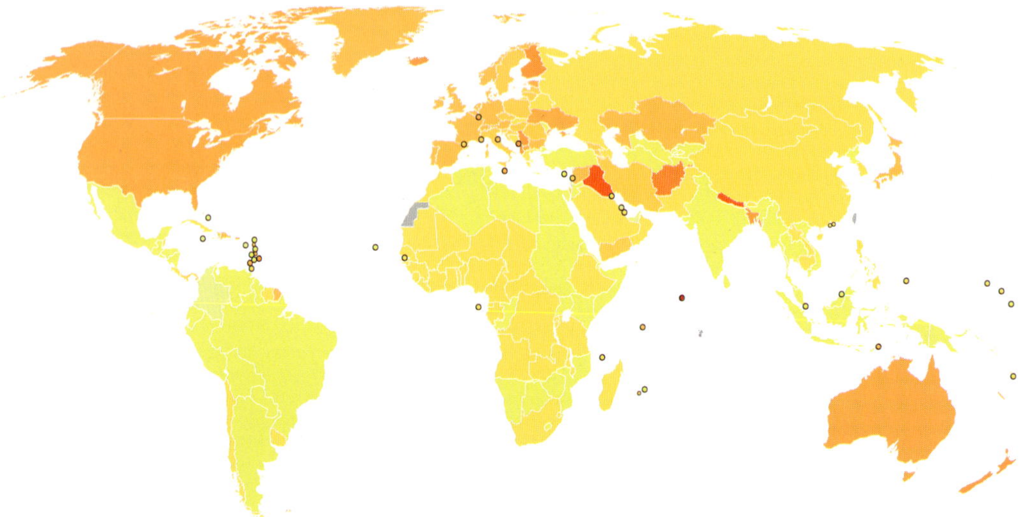

Männer scheinen etwas häufiger an der Erkrankung zu leiden als Frauen. In absoluten Zahlen lässt sich aber erwarten, dass mehr Frauen als Männer betroffen sein werden, da Frauen im Durchschnitt ein höheres Alter erreichen als Männer.

Berühmte Persönlichkeiten mit Parkinson-Erkrankung sind zum Beispiel der kanadisch-US-amerikanische Schauspieler und Filmproduzent Michael J. Fox, dessen Stiftung bereits Millionen von Dollar für die Parkinson-Forschung gespendet hat, die US-amerikanische Sängerin Linda Ronstadt oder der bereits verstorbene dreifache Weltmeister im Boxen, Muhammad Ali (auch bekannt als Cassius Clay).

Insgesamt können wir davon ausgehen, dass die Häufigkeit der Parkinson-Erkrankungen aufgrund der zunehmenden Lebenserwartung in den nächsten Jahren noch weiter steigen wird.

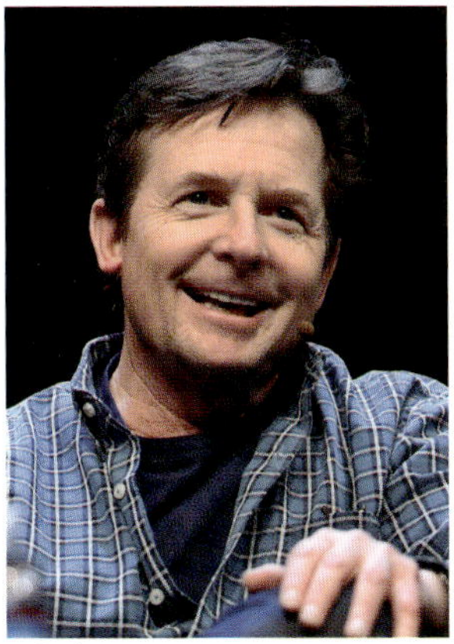

Michael J. Fox

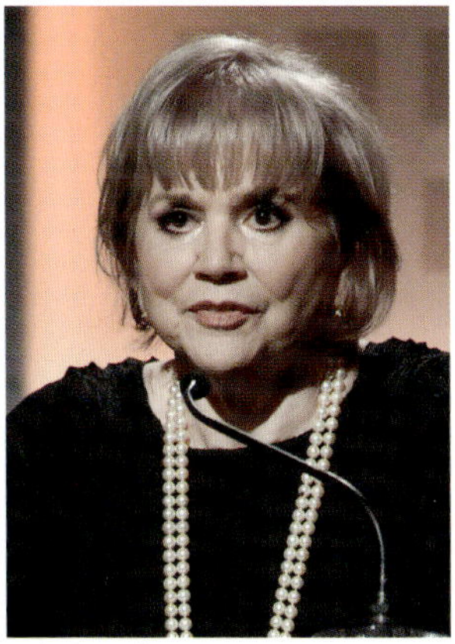

Linda Ronstadt

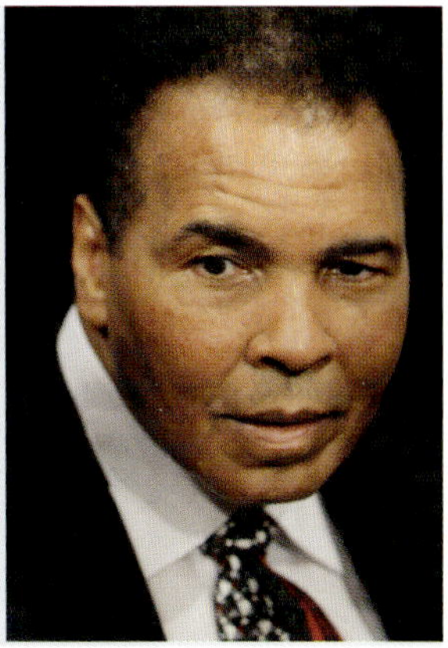

Muhammad Ali

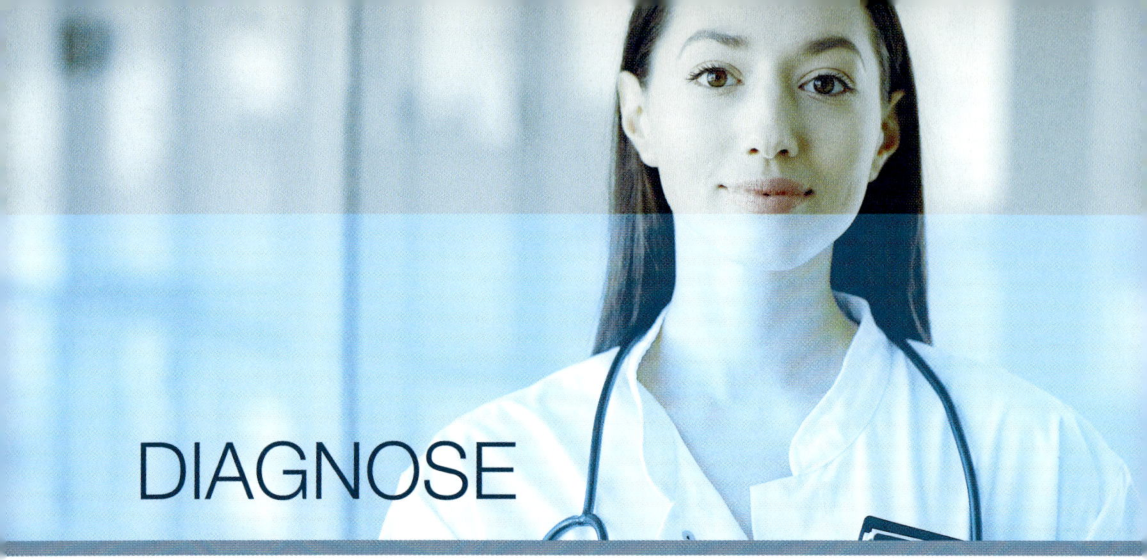

DIAGNOSE

Die Diagnose, also die Feststellung, dass eine Parkinson-Erkrankung vorliegt, stellt der Facharzt für Neurologie. Er wird Sie zuerst ausführlich zu Ihren Beschwerden befragen. Scheuen Sie sich nicht, ihm auch scheinbar ungewöhnliche Symptome zu schildern, Parkinson kann sich in vielfältiger Weise äußern.

Ihr Arzt wird

- nach dem Zeitpunkt des Beschwerdebeginns,
- den ersten Symptomen,
- dem weiteren Verlauf und
- aktuellen Beschwerden fragen.

Er wird wissen wollen,

- welche Medikamente Sie einnehmen,
- ob auch andere Mitglieder Ihrer Familie betroffen sind und
- welche sonstigen Erkrankungen Sie noch haben bzw.
- ob Sie schon einmal operiert wurden.

Vielleicht interessiert ihn auch,

- wie Sie leben – alleine oder mit Familie –,
- welchen Beruf Sie ausüben,
- ob Sie besonderen Belastungen oder Schadstoffen ausgesetzt waren.

Danach wird er Sie von Kopf bis Fuß durchuntersuchen, um den sogenannten neurologischen Status festzustellen.

Die neurologische Untersuchung

Bei der körperlichen Untersuchung wird der Arzt die Beweglichkeit Ihres Nackens und der Extremitäten prüfen, um eine mögliche Erhöhung des Muskeltonus festzustellen. Er wird Ihr Gesicht inspizieren, ob ein vermindertes Mienenspiel oder eine vermehrte Talgproduktion vorliegt. Er wird Ihre Muskelkraft prüfen, die Koordination bei aktiven Bewegungen Ihrer Extremitäten und die Sensibilität, also die Berührungswahrnehmung der Haut. Dann wird er mit dem Reflexhammer die Reflexe Ihrer Arme und Beine testen. Schließlich wird er Sie im Untersuchungszimmer stehen und auf- und abgehen lassen, um Ihre Körperhaltung und Ihr Gangbild zu testen. Nicht zuletzt wird er sich auch ein Bild von Ihrer Psyche machen, um Ihre Stimmungslage, Ihr Gedächtnis, Ihr Schlafverhalten zu beurteilen und eventuelle Auffälligkeiten wie Halluzinationen festzustellen.

Weiterführende Untersuchungen

Schließlich wird der Arzt noch notwendige weitergehende Untersuchungen empfehlen, wie eine Computer- oder Kernspintomographie, um mögliche strukturelle Veränderungen Ihres Gehirns auszuschließen, oder eine SPECT- oder PET-Untersuchung zur Darstellung des Stoffwechsels von Dopamin. „SPECT" steht für Single-Photonen-Emissionstomographie, „PET" für Positronenemissionstomographie.

Eine **Computertomographie** ermöglicht die Darstellung des Gehirns in Schichtaufnahmen mithilfe von Röntgenstrahlen. Ihre Vorteile sind die schnelle Verfügbarkeit und die exakte Darstellung der Gehirnstrukturen. Der Nachteil liegt in der Strahlenbelastung, die in ihrer Intensität mit einem Transatlantikflug verglichen werden kann. Als Alternative kann die **Kernspintomographie** des Gehirns eingesetzt werden. Dabei lenken kurze Magnetimpulse die Kerne der

Wasserstoffatome aus ihrer Achse ab. Wenn sie wieder in ihre ursprünglichen Achsen zurückspringen, geben sie Signale ab, welche verwendet werden, um mit Hilfe des Computers eine Schichtaufnahme des Gehirns zu erstellen. Dabei kommt man ohne Röntgenstrahlen aus. Allerdings steht nur eine begrenzte Anzahl an Geräten zur Verfügung und die Untersuchung selbst nimmt mehr Zeit in Anspruch, sodass es etwas länger dauern kann, bis man einen Termin bekommt.

Mit Hilfe dieser bildgebenden Verfahren lassen sich Veränderungen des Gehirns feststellen, wie eine Atrophie (Verminderung der Hirnsubstanz), ein Tumor, Narben aufgrund von Durchblutungsstörungen, Verletzungen sowie eine Abflussminimierung des Nervenwassers (Liquor).

In Zweifelsfällen, wo die Diagnosestellung schwierig ist, kann der Neurologe mithilfe der Injektion einer leicht radioaktiven Substanz in eine Vene direkt die betroffenen Nervenzentren im Gehirn darstellen. Dabei werden, je nach Me-

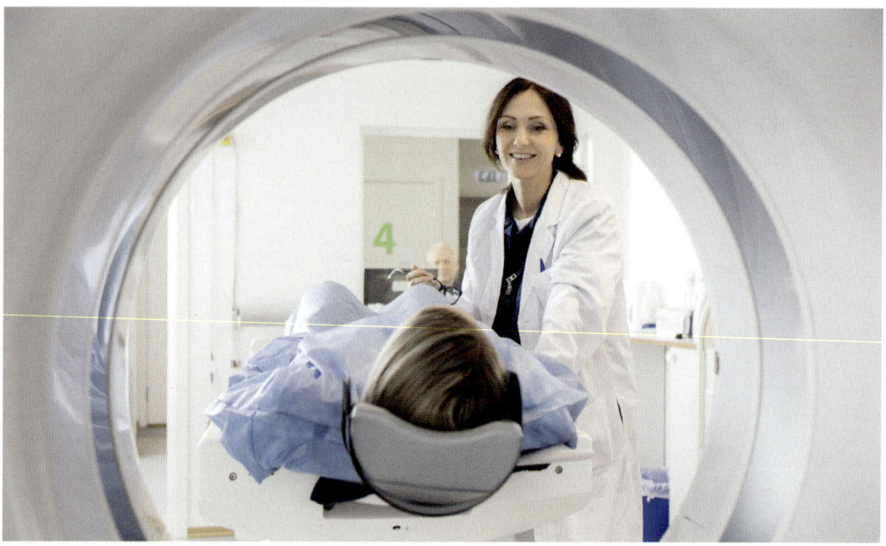

thode, Positronen (positiv geladene Antiteilchen von Elektronen beim **PET**) oder Photonen (Lichtquanten beim **SPECT**) genutzt, um festzustellen, ob eine Verminderung der Dopamin-Rezeptoren an den betroffenen Zellen vorliegt. Diese Untersuchungen sind aber nur in selteneren Fällen notwendig.

Abschlussgespräch

Nach Abschluss der Untersuchungen wird Ihr Arzt mit Ihnen die Diagnose und die Therapiemöglichkeiten erörtern. Scheuen Sie sich nicht, ihm Fragen zu stellen. Notieren Sie sich wichtige Punkte für dieses Gespräch vielleicht schon vorher zuhause. Da bei der Parkinson-Krankheit ein langer Verlauf zu erwarten ist, wäre es empfehlenswert, sich einen Neurologen Ihres Vertrauens in der näheren Umgebung zu suchen, der Sie gut kennt und der für Sie bei Bedarf auch kurzfristig zu erreichen ist.

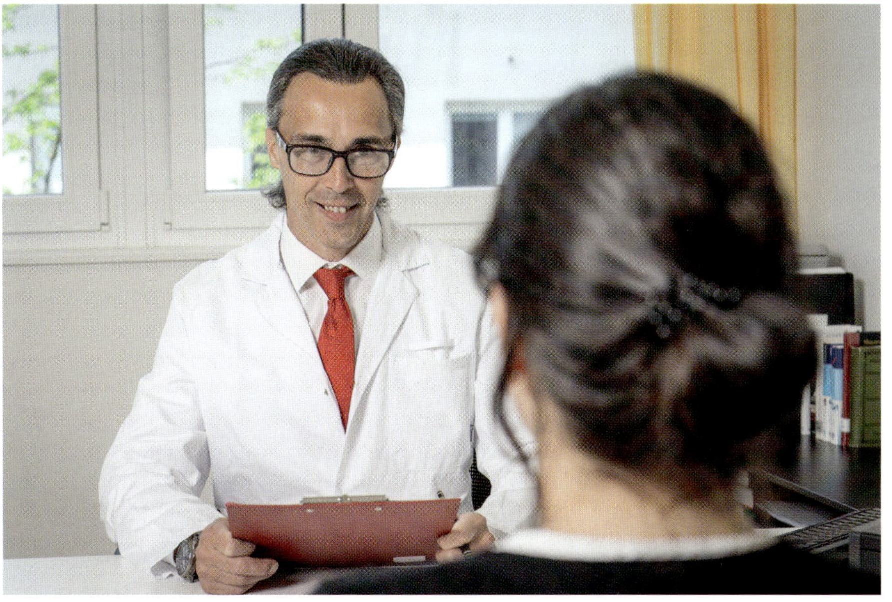

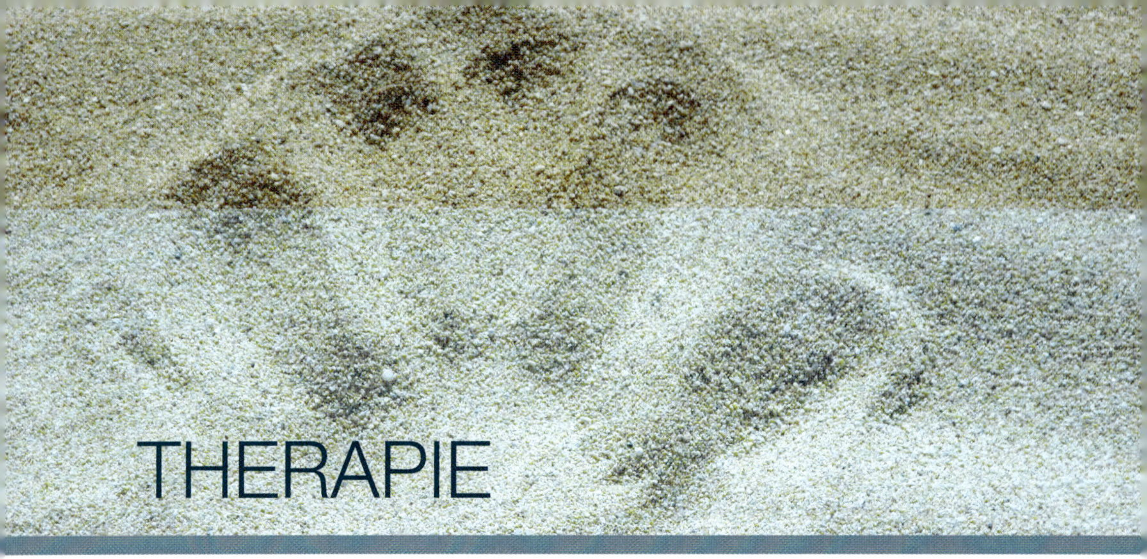

THERAPIE

Das tragende Element der Parkinson-Therapie besteht in der medikamentösen Substitution des fehlenden Überträgerstoffes Dopamin an den betroffenen Synapsen im Gehirn. Dadurch lassen sich die motorischen Symptome deutlich verbessern. Zusätzlich bzw. alternativ können Substanzen zum Einsatz kommen, welche den Abbau von Dopamin hemmen oder die – wie Dopamin – aktivierend an den entsprechenden Zellen wirken. Die medikamentöse Behandlung wird durch eine reiche Palette an übenden Verfahren ergänzt, um die Beweglichkeit und das Gleichgewicht, aber auch das Sprechen, Schlucken und die Geschicklichkeit zu trainieren.

Medikamentöse Therapie

L-Dopa

L-Dopa ist die chemische Vorstufe von Dopamin. Es kann im oberen Dünndarm aufgenommen werden, gelangt dann über den Blutweg zum Gehirn und überwindet dort die sogenannte Blut-Hirn-Schranke, welche die Barriere zwischen dem Blut und dem zentralen Nervensystem bildet. Im Gehirn selbst wird L-Dopa dann zu Dopamin aktiviert und in die Nervenzellen aufgenommen. In ihnen wird es in kleinen Bläschen gespeichert, welche es bei Bedarf in den synaptischen Spalt zwischen den Nervenzellen abgeben. Dort dockt es an der Zielzelle

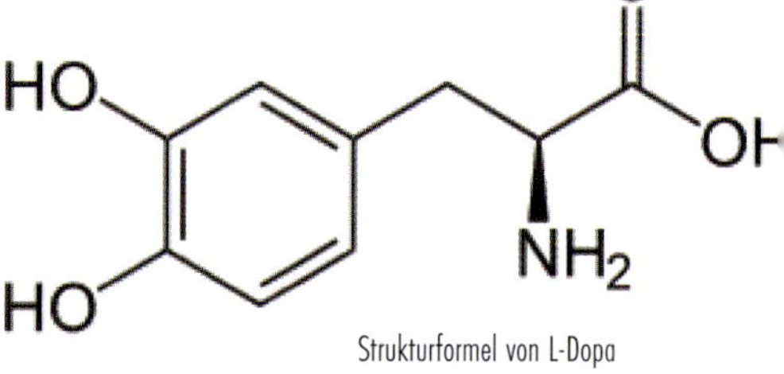

Strukturformel von L-Dopa

an und entfaltet seine Wirkung. Die Behandlung mit L-Dopa hat sich seit vielen Jahren als hochwirksam erwiesen. Sie verbessert nachweislich die Beweglichkeit, das Gehen und damit auch das allgemeine Wohlbefinden.

L-Dopa wird immer in Kombination mit einem zweiten Wirkstoff (Carbidopa oder Benserazid) verabreicht, welcher dessen Aktivierung im peripheren Kreislaufsystem hemmt. Dadurch steht mehr von der Substanz für das Gehirn selbst zur Verfügung, wo sie eigentlich gebraucht wird. Dies reduziert die ansonsten auftretenden Nebenwirkungen im restlichen Körper. In der Regel wird L-Dopa als Tablette eingenommen, es stehen mehrere Präparate zur Verfügung. Alternativ kann es in bestimmten Fällen auch als Gel über eine Sonde direkt in den Dünndarm abgegeben werden.

Als allgemeine Richtlinie gilt, dass der Arzt die Behandlung mit L-Dopa erst ab einem Alter von 70 Jahren beginnt, da bei einer Verabreichung über längere Zeit gewisse Probleme auftreten können, wie eine im Laufe der Jahre abnehmende Wirksamkeit oder starke Wirkungsschwankungen, welche eine Über- oder Unterbeweglichkeit zur Folge haben.

Nebenwirkungen

L-Dopa zeigt in den meisten Fällen eine sehr gute Verträglichkeit, trotzdem muss eine Reihe von **Nebenwirkungen** beachtet werden, welche auftreten können. Dazu zählen starke Tagesmüdigkeit, Übelkeit bis hin zum Erbrechen, Verstopfung, Schwindel und Blutdruckabfall bei raschem Aufstehen oder in aufrechter Position. Bei älteren Patienten oder beim gleichzeitigen Vorliegen einer Demenz kann es auch zu Verwirrtheit und Halluzinationen kommen. Zu Beginn der Behandlung empfinden die meisten Patienten die Wirkung jedoch als sehr angenehm. Man spricht von der „Honeymoon-Phase".

Einnahme von L-Dopa

Bei der Einnahme von L-Dopa muss ein zeitlicher Abstand zu den Mahlzeiten eingehalten werden, nämlich eine halbe Stunde vor dem Essen und eine Stunde nach dem Essen. Die Aufnahme von L-Dopa konkurriert nämlich im Darm mit der von Aminosäuren, also den Bausteinen von Eiweiß. Dies würde die Wirkung des Medikamentes herabsetzen. Um einen ausreichenden Spiegel des Wirkstoffes im Blut zu gewährleisten, nimmt der Patient mehrere Dosen über den Tag verteilt ein. Es stehen auch retardierte Präparate zur Verfügung (z.B. Madopar CR; „CR" steht für „continuous release" – zu Deutsch: kontinuierliche Freisetzung), welche durch kontinuierliche Freisetzung von L-Dopa über einen längeren Zeitraum wirken, zum Beispiel über Nacht. Außerdem gibt es lösliche Tabletten, welche bei Bedarf einen schnelleren Wirkungseintritt aufweisen (Madopar LT; „LT" steht für „lösliche Tablette").

Präparate: Madopar, Sinemet, Duodopa, Trigelan

Dopamin-Agonisten

Die Dopamin-Agonisten wirken direkt an der Zielzelle im Gehirn, wo sie an den Dopamin-Rezeptoren andocken und sie aktivieren. Sie zeigen eine etwas schwächere Wirkung als L-Dopa, dafür gibt es weniger Probleme mit Wirkungsschwankungen. Auch der lästige Abstand zu den Mahlzeiten kann entfallen. Dopamin-Agonisten werden meist als Retard-Präparate verabreicht, also mit verlängerter Wirkdauer (Pramipexol, Ropinirol). Dadurch kann sich die Einnahme der Tabletten auf eine oder zwei am Tag beschränken. Als Alternative steht ein Pflaster mit dem Wirkstoff Rotigotin zur Verfügung, welches einen besonders gleichmäßigen Spiegel im Blut ermöglicht. Als **Nebenwirkung** kann es insbesondere zu Hautirritationen durch das Pflaster kommen. Dopamin-Agonisten werden häufig bei jüngeren Patienten eingesetzt. Sie können aber auch in späteren Stadien in Kombination mit L-Dopa verabreicht werden.

Als **Nebenwirkungen** können Benommenheit, starke Tagesmüdigkeit mit Einschlafneigung in monotonen Situationen (Vorsicht beim Autofahren!), bei älteren und dementen Patienten auch Verwirrtheit und Halluzinationen auftreten. Besonders hingewiesen werden muss hier auf sogenannte Störungen der Impulskontrolle: Unter der Einnahme von Dopamin-Agonisten kann es zu einem suchtartigen Verhalten kommen wie Kaufsucht, Spielsucht, Sexsucht, aber auch zu hemmungslosem Putzen und Ordnen von Gegenständen (der Fachausdruck dafür lautet Punding). Solche Beschwerden machen eine umgehende ärztliche Kontrolle erforderlich. Bei gewissen älteren Wirkstoffen, den sogenannten ergolinen Dopamin-Agonisten, kann es zum Auftreten von Vernarbungen an Herzklappen, Lungen und Nieren sowie zu den schon erwähnten schmerzhaften Hautrötungen an den Extremitäten kommen. Diese werden daher heute nur mehr in seltenen Ausnahmefällen eingesetzt.

Präparate: Als Tablette Pramipexol (Sifrol ret., Calmolan ret. etc.), Ropinirol (Requip), Cabergolin (Cabaseril), als Pflaster Rotigotin (Neupro)

Dopaminerges Neuron der Substantia nigra

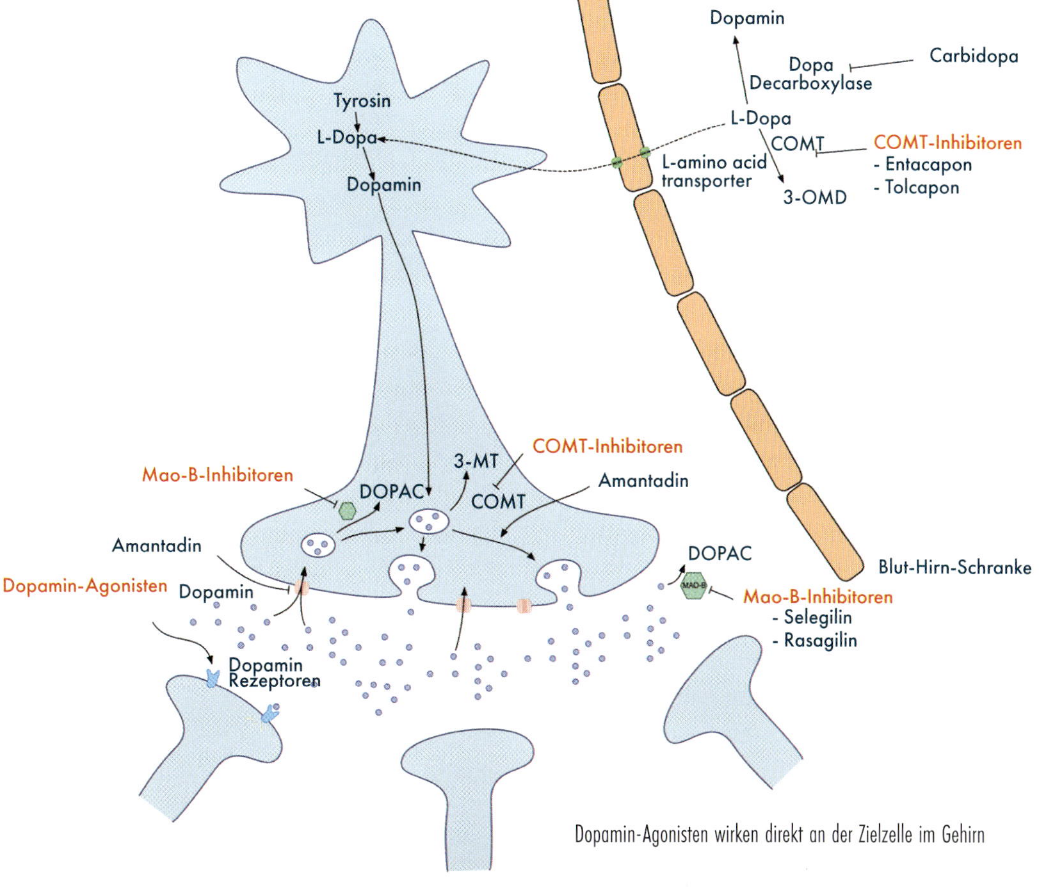

Dopamin-Agonisten wirken direkt an der Zielzelle im Gehirn

Mao-B-Hemmer

Diese Medikamente hemmen den Abbau von Dopamin im Gehirn, sodass mehr von diesem Botenstoff zur Verfügung steht. Sie zeigen einen guten Effekt auf die motorischen Symptome, wenn auch die Wirkstärke etwas schwächer ist als die von L-Dopa. Die Mao-B-Hemmer werden gerne als erste Maßnahme im Frühstadium von Parkinson eingesetzt, kommen aber auch später in Kombination mit L-Dopa zur Verwendung. Ihnen wird ein gewisser neuroprotektiver Effekt nachgesagt, indem sie die dopaminergen Nervenzellen im Hirnstamm vor der Zerstörung schützen. Dadurch sollen sie in gewissem Maße das Fortschreiten der Erkrankung bremsen können. Sie werden außerdem eingesetzt als Zusatztherapie bei Wirkungsschwankungen unter L-Dopa. Mao-B-Hemmer sind im Allgemeinen gut verträglich. Die gemeinsame Verabreichung mit gewissen Antidepressiva wie z.B. Johanniskraut oder Fluoxetin könnte problematisch sein. An **Nebenwirkungen** zu beachten sind insbesondere Mundtrockenheit, Blutdrucksenkung, Schwindel, Halluzinationen.

Präparate: Rasagilin (Azilect), Selegilin (Jumex, Xilopar)

Amantadin

Der Wirkstoff Amantadin zeigt eine gute Wirkung auf die motorischen Symptome von Parkinson, auch eine gewisse Besserung des Zitterns kann erreicht werden. Wir setzen Amantadin insbesondere im späteren Stadium von Parkinson ein, in Kombination mit L-Dopa. Ein wesentlicher Vorteil besteht in der Möglichkeit der intravenösen Verabreichung als Infusion. Dadurch kann es bei Parkinson-Krisen mit Bewegungsstarre und Schluckstörungen eingesetzt werden. An **Nebenwirkungen** können Schweißneigung, Mundtrockenheit, aber auch Schwindel und psychische Störungen wie Ängste und Halluzinationen auftreten.

Präparate: Amantadin (PK-Merz, Amantadin)

COMT-Hemmer

Sie hemmen das Enzym COMT und damit den Abbau von Dopamin im peripheren Kreislauf. Dadurch steht dem Gehirn selbst mehr von dem Überträgerstoff zur Verfügung. Das Einsatzgebiet von COMT-Hemmern (immer in Kombination mit L-Dopa) liegt in späteren Stadien von Parkinson mit dem Ziel, die verwendete Dosis von L-Dopa zu reduzieren, Wirkungsschwankungen abzumildern und Off-Phasen zu reduzieren.

Präparate: Entacapon (Comtess), Entacapon in Kombination mit L-Dopa (z.B. Trigelan oder Tolcapon [Tasmar])

Anticholinergika

Sie sind chemische Abkömmlinge von Atropium belladona, dem Wirkstoff aus der schwarzen Tollkirsche. Anticholinergika können eine zu hohe Aktivität des Überträgerstoffes Azetylcholin im Verhältnis zum fehlenden Dopamin ausgleichen. Sie wirken gegen den Tremor und gegen überschießende Bewegungen. An **Nebenwirkungen** können psychische Veränderungen auftreten, wie Störungen der Konzentration und des Gedächtnisses oder auch Halluzinationen. Weiters zu beachten sind Blutdruckabfall, Herzklopfen, Verstopfung oder trockene Haut. Nicht eingesetzt werden dürfen sie bei erhöhtem Augendruck oder Harnabflussstörungen durch eine vergrößerte Prostata.

Präparate: Biperiden (Akineton), Bornaprin (Sormodren)

Apomorphin

Apomorphin zeigt eine ähnlich gute Wirkung auf die Parkinson-Symptome wie L-Dopa. Leider steht es nicht in Tablettenform zur Verfügung, sondern muss in Form einer Spritze entweder nur bei Bedarf (in Off-Phasen) oder mehrmals täglich verabreicht werden. Als Alternative besteht die Möglichkeit der kontinuierlichen Verabreichung unter die Haut mit einer Pumpe. Als **Nebenwirkungen** können Knötchen und Hautirritationen an der Einstichstelle auftreten. Um Übelkeit und Erbrechen zu vermeiden, muss in der Anfangsphase zusätzlich der Wirkstoff Domperidon (Motilium) eingenommen werden. Außerdem kann es zu Blutdruckabfall, Schwindel, Überbeweglichkeit, Anämie (durch Zerfall von roten Blutkörperchen) und zu psychischen Veränderungen wie Halluzinationen und Störungen der Impulskontrolle kommen.

Präparate: Apomorphin als Fertigspritze (APO-Go), Apomorphin zur Dauerinfusion in das Unterhaut-Fettgewebe (Apomorphin Archimedes)

Antidepressiva

Depressionen sind ein nicht seltenes Frühsymptom bei Parkinson. Sie können bereits in der Frühphase auftreten, also lange bevor die motorischen Symptome überhaupt einsetzen. Die Ursache liegt einerseits im Mangel an Dopamin selbst, welches ja als eines der „Glückshormone" gilt. Andererseits kann auch die zunehmende Einschränkung der Beweglichkeit und die damit verbundene Beeinträchtigung des Alltages reaktiv Depressionen auslösen. Scheuen Sie sich nicht, eventuelle Depressionen bei Ihrem Arzt anzusprechen. Die Therapie besteht primär in der Optimierung der medikamentösen Parkinson-Einstellung, welche an sich schon einen antidepressiven Effekt hat. Zusätzlich können Antidepressiva eingesetzt werden, die den Spiegel von Serotonin und/oder Noradrenalin im Gehirn heben.

Internistische Therapie

Ihr Arzt wird auch danach trachten, Ihren Gesundheitszustand als Ganzes zu beurteilen. Als Folge von Parkinson können eine Reihe von internistischen Problemen auftreten, wie niedriger Blutdruck, Verstopfung, Störungen der Temperaturregulation oder Schwindel. Umgekehrt können Infekte wie eine Blasenentzündung oder eine Lungenentzündung auch die Symptome von Parkinson verschlechtern und im Extremfall bis zur sogenannten Parkinson-Krise führen. Das macht dann eine gezielte internistische Therapie notwendig.

Invasive Therapie

In bestimmten Fällen reicht die Therapie in Form von Tabletten nicht aus, um eine zufriedenstellende Kontrolle der Symptome zu erreichen. Dann kommt entweder die kontinuierliche Verabreichung von Medikamenten über ein Pumpensystem zur Anwendung oder – in selteneren Fällen – die Implantation von Elektroden direkt ins Gehirn.

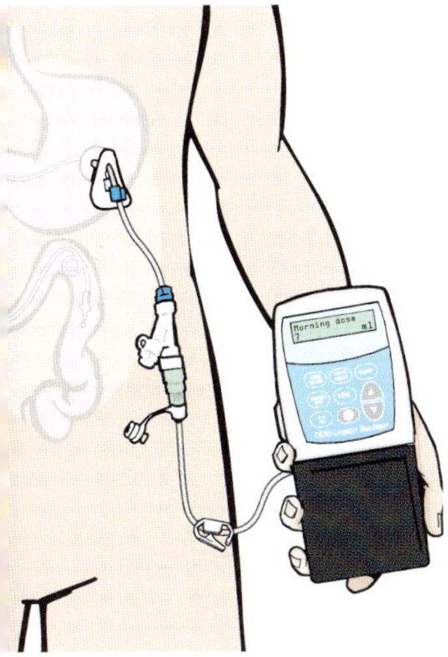

L-Dopa-Pumpe

Wenn bei fortgeschrittener Krankheitsdauer Probleme mit der medikamentösen Behandlung auftreten, kann der Einbau einer L-Dopa-Pumpe hilfreich sein. Die Beweglichkeit des Verdauungstraktes nimmt im Laufe der Erkrankung ab. Dies kann dazu führen, dass die Magenentleerung zu langsam wird: Das L-Dopa-Präparat bleibt im Magen liegen und wird deshalb viel zu spät in den Dünndarm weitertransportiert, wo dann plötzlich zu viel von dem Medikament auf einmal ankommt und in den Blutkreislauf aufgenommen wird. Das führt dazu, dass zuerst ein Mangel an L-Dopa im Gehirn besteht mit der Folge einer eingeschränkten Beweglichkeit und verstärktem Rigor bis zum „freezing", dem oft schmerzhaften Erstarren der Motorik. Dann kommt wiederum zu viel L-Dopa auf einmal im Gehirn an, was zu massiv überschießenden Bewegungen mit unangenehmer Bewegungsunruhe und überschießenden Bewegungen führt.

Das kann durch die kontinuierliche Verabreichung über ein Pumpsystem verhindert werden, welches L-Dopa direkt in den Dünndarm abgibt. Dies führt zu einem gleichbleibenden Spiegel des Medikamentes. Dafür ist ein operativer Eingriff notwendig, nämlich der Einbau einer Sonde, die von der Bauchwand über den Magen in den Dünndarm reicht. Dazu muss der Patient eine kleine Pumpe mit sich tragen, welche den Wirkstoff kontinuierlich über die Sonde in den Dünndarm abgibt.

Komplikationen können durch lokale Irritationen an der Bauchwand auftreten, in sehr seltenen Fällen könnte es zu einer Bauchfellentzündung kommen. Die Sonde selbst kann verstopfen und muss dann gewechselt werden. Selten kann die Sondenspitze umschlagen und damit die planmäßige Abgabe des Medikamentes beeinträchtigen.

In den letzten Jahren wird das System zunehmend häufiger verwendet und von den Betroffenen aufgrund des guten Effektes auf die Parkinson-Symptome und damit auf die Lebensqualität meist gut angenommen.

Präparat: L-Dopa (Duodopa)

Apomorphin-Pumpe

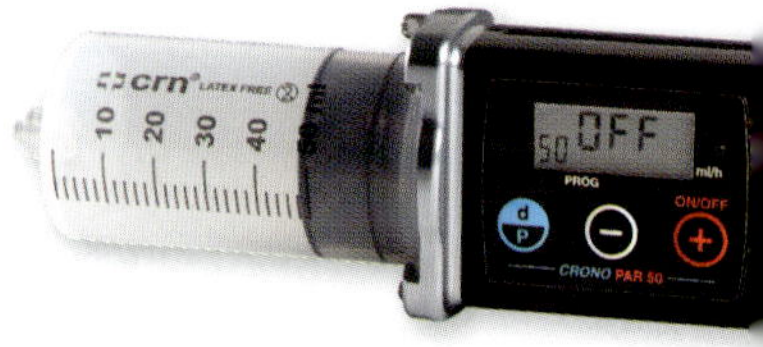

Dabei wird Apomorphin von der Pumpe über ein Schläuchlein und eine kleine Nadel direkt unter die Bauchhaut abgegeben. Die Apomorphin-Pumpe wird in späteren Phasen der Parkinson-Krankheit eingesetzt, wenn starke Wirkungsfluktuationen unter der Therapie mit L-Dopa auftreten. Apomorphin weist eine sehr gute Wirksamkeit gegen die Symptome auf. Der Vorteil dieser Methode liegt in dem relativ geringen Aufwand, da damit kein operativer Eingriff verbunden ist. Es können zusätzlich zu den schon erwähnten **Nebenwirkungen** von Apomorphin lokale Hautreaktionen an der Einstichstelle auftreten.

Präparat: Apomorphin zur subkutanen Dauerinfusion

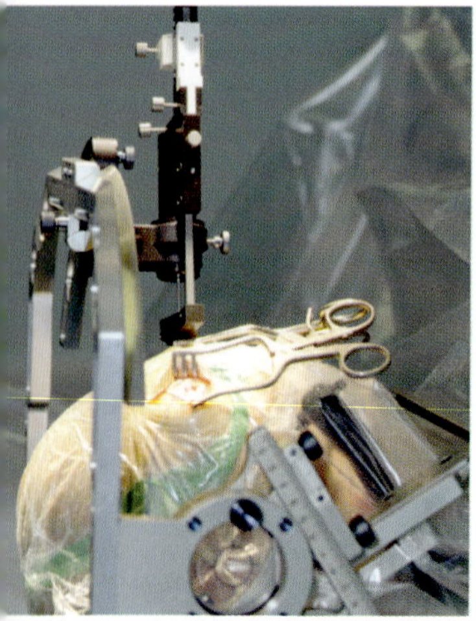

Stereotaxiegerät zur Platzierung einer Stimulationselektrode

Tiefe Hirnstimulation

Wenn die Parkinson-Symptomatik stark ausgeprägt ist, insbesondere bei stark beeinträchtigter Koordination und massivem Zittern, besteht die Möglichkeit einer neurochirurgischen Intervention: die Implantation eines Schrittmachers, welcher unter die Haut im Bereich des Brustmuskels implantiert wird und über Elektroden im Gehirn direkt jene Zentren stimuliert, welche für die Bewegungsstörung verantwortlich sind. Dazu müssen in einer stereotaktischen Operation die Elektroden direkt zum entsprechenden Kerngebiet im Gehirn vorgeschoben werden (dies ist in den meisten Fällen der Nucleus subthalamicus im Zwischenhirn oder der Nucleus ventralis intermedius des Thalamus).

Schaltet man den Strom ein, so kommt es im Idealfall direkt zur Besserung der Beweglichkeit, das Zittern stoppt.

Es kann zu einer Besserung des Behinderungsgrades kommen, zur Verminderung der Schwankungen und der Bewegungsstörungen. Dadurch kann die Dosis der Parkinson-Medikamente meist deutlich reduziert werden, die Lebensqualität steigt. Für diesen Eingriff kommen allerdings eher jüngere Patienten infrage, aufgrund des geringeren Operationsrisikos. An **Nebenwirkungen** können auftreten:

- Verschlechterung des Sprechens mit undeutlicher Artikulation und Verminderung der Wortflüssigkeit,
- Depressionen oder Manie,
- Gleichgewichtsstörungen,
- Schwächegefühl.

Natürlich können – wie bei jeder Operation – **Komplikationen** auftreten, wie Infektionen, Blutungen aber auch Probleme des implantierten Systems wie etwa Kabelbrüche. Insgesamt führt die tiefe Hirnstimulation jedoch bei den meisten Patienten zu einer eindrucksvollen Besserung der Erkrankung.

Nicht medikamentöse Therapien

Bewegung

Bewegung heißt Leben. Dies gilt für jeden von uns und umso mehr für von Parkinson Betroffene. Die Medikamente schaffen die Voraussetzung für eine bessere Beweglichkeit. Nützen Sie diese Möglichkeit. Stellen Sie sich Ihr eigenes tägliches Übungsprogramm zusammen, angepasst an Ihre Fitness und Ihren Gesundheitszustand. Regelmäßigkeit zählt hier mehr als Intensität des Trainings. Berücksichtigen Sie die fünf Hauptkomponenten des Sports. Damit können Sie Ihre Leistungsfähigkeit erhalten oder sogar steigern. Körperliche Fitness verbessert das Gleichgewicht beim Gehen und verhindert Stürze. Sollten Sie doch einmal stürzen, so schützen Sie gestärkte Muskeln, Knochen und Gelenke vor Verlet-

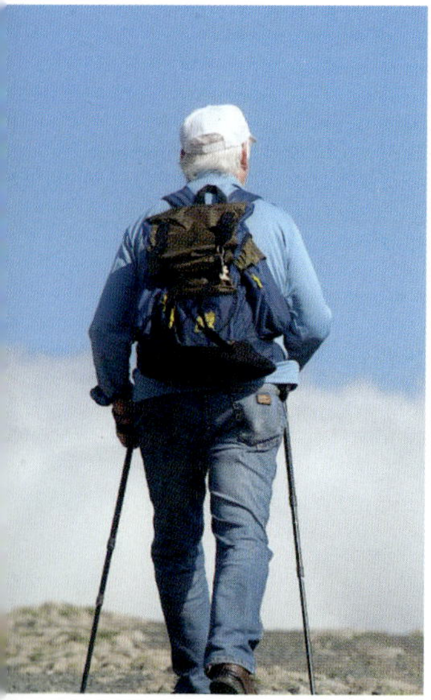

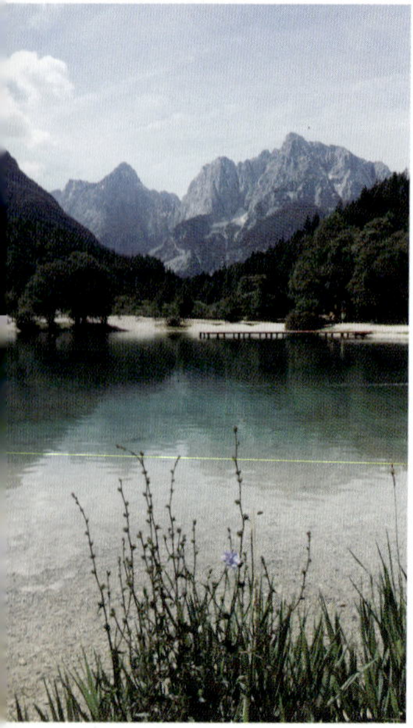

zungen. Durch ein moderates Ausdauertraining bleiben Sie leistungsfähig und müssen weniger Einschränkungen Ihres Alltages hinnehmen. Nicht zuletzt wirkt sich regelmäßige körperliche Betätigung auf die Stimmungslage aus und verhindert Depressionen.

Die fünf Hauptkomponenten des Sports heißen Ausdauer, Kraft, Dehnung, Koordination und Technik.

Ausdauer

Ein moderates Ausdauertraining stärkt den gesamten Organismus, steigert die Leistungsfähigkeit von Herz und Lungen, aber auch von Muskeln, Gelenken, Knochen und Nervensystem. Sie sollten Ihre Ausdauer zumindest drei Mal pro Woche 30 Minuten trainieren. Täglich wäre noch besser. Die Form des Trainings richtet sich dabei nach dem Schweregrad der Parkinson-Erkrankung. Als geradezu ideal hat sich hier **Nordic Walking** herausgestellt – dabei handelt es sich um nichts anderes als das gute alte Spazierengehen, aber unter der Nutzung von zwei sportlichen Stöcken, die einen zusätzlichen Trainingseffekt für die Arme bieten und zugleich das Halten des Gleichgewichtes unterstützen. **Radfahren** stellt eine gute Alternative dar, sofern dies möglich ist. Bei bereits fortgeschrittener Beeinträchtigung des Gleichgewichtes empfiehlt es sich, ein Zimmerfahrrad zu benutzen. Es gibt spezielle Fahrradergometer mit einer flacheren Sitzposition und einem sicheren Schalensitz.

Auch ein **Rudergerät** ist empfehlenswert, da hier die Arme gut mitbeansprucht werden. **Schwimmen** macht

Spaß und kann ebenfalls zum Ausdauertraining eingesetzt werden, dabei sollte man sich fachliche Anleitung holen, denn 30 Minuten durchgehend zu schwimmen kann aufgrund der notwendigen Technik eine Herausforderung darstellen.

Kraft

Ein moderates Krafttraining sollte fixer Bestandteil eines jeden Trainingsprogrammes sein. Aber Vorsicht: Überfordern Sie sich nicht. Am besten lässt man sich von einem Sportlehrer oder Physiotherapeuten ein Programm für den ganzen Körper zusammenstellen, mit dem Sie die Hauptmuskelgruppen beanspruchen. Dazu sollten Sie **Übungen mit dem eigenen Körpergewicht** bevorzugen. Zwei nicht zu schwere Kurzhanteln und eine Trainingsbank im Keller ermöglichen schon ein recht abwechslungsreiches Training. Besonders Motivierte können sich auch in einem Fitnessstudio einschreiben. Dies bietet den Vorteil des Trainings unter fachlicher Anleitung.

Beweglichkeit

Die erhöhte Muskelspannung kann bei Parkinson zu einer zunehmend erschwerten Beweglichkeit führen. Zugleich leiden viele Betroffene unter Schmerzen durch angespannte Muskeln, eingeschränkte Beweglichkeit und schiefe Haltung. Dem können Sie vorbeugen durch sanfte **Dehnübungen**. Diese sollten Sie mehrmals pro Woche, am besten täglich, durchführen. Sie sollten Arme, Schultern, Beine, aber auch den Rumpf durchbewegen und sanft strecken. Der Oberkörper muss auch, wenn möglich, regelmäßig bewusst aufgerichtet bzw. nach hinten gedehnt werden, um dem Zug nach vorne entgegenzuwirken, der zur typischen nach vorne gebeugten Haltung führt.

Koordination

Das Training der Koordination fördert das harmonische Zusammenspiel der Bewegungsabläufe. Dadurch bessert sich der Gleichgewichtssinn, die Sturzgefahr wird gemildert. Wie übt man die Koordination? Einerseits mit speziellen Gang- und Gleichgewichtsaufgaben. Andererseits hat sich Bewegung zur

Musik im Rahmen von Tanzen, z.B. Tango, als hochwirksam erwiesen. Nachweislich verbessern auch fernöstliche Methoden wie Qigong und Tai-Chi auf sanfte Art und Weise die Koordination.

Technik

Egal, welche Sportart Sie ausüben, Nordic Walking, Radfahren, Schwimmen, ob Sie Tango tanzen oder Taiji üben, auch mit Parkinson können Sie das ganze Leben weiterlernen und Ihre Technik verbessern. Dies erhöht einerseits den Spaßfaktor und macht andererseits den Sport auch sicherer.

Physiotherapie

Jeder Parkinson-Betroffene sollte regelmäßige Physiotherapie durchführen. Der Therapeut wird beeinträchtigte oder einseitige Bewegungsmuster erkennen und korrigieren. Auch die veränderte Haltung und Einseitigkeiten können positiv beeinflusst werden. Das Gangbild und die Störungen des Gleichgewichtes lassen sich erheblich verbessern. Dies schließt regelmäßiges selbständiges Üben und auch Übungen unter Anleitung des Therapeuten mit ein. Dadurch können sich die Lebensqualität, das Wohlbefinden, aber auch die Gangsicherheit und das Selbstvertrauen erheblich verbessern.

Unterwasser-Gymnastik

Insbesondere bei bereits vorhandenen Problemen mit dem Gleichgewicht, aber auch bei zu hohem Körpergewicht empfinden viele Bewegung im Wasser als angenehm, da es die Wirkung der Schwerkraft reduziert und die Angst vor dem Hinfallen nimmt. Bewegungsbäder (also die Durchführung von speziellen Übungen im Wasser) erweisen sich auch bei Schmerzen des Rückens und des Bewegungsapparates als hilfreich.

Massagen

Gönnen Sie sich eine gelegentliche Massage, welche die verhärteten Muskeln wieder weicher macht und dadurch bedingte einseitige Bewegungsmuster bessern kann. Die regelmäßige Verwendung eines guten Massageöls, z.B. mit Birke und Arnika, lindert Schmerzen, pflegt die Haut und wirkt wohltuend entspannend.

Atem- und Entspannungstherapie

Wir leben in einer Zeit, die Aktivität und Stress überbetont. Daher sind unsere Stressmechanismen überlastet und springen sehr schnell an. Der Organismus verfügt aber über einen natürlichen Gegenspieler gegen Stress: Das parasympathische Nervensystem steuert die Entspannungsreaktion, verlangsamt den Herzschlag, senkt den Blutdruck, verbessert die Durchblutung der Verdauungsorgane und der Haut, steigert das Wohlbefinden. In unserer Zeit sollte eigentlich jeder eine Methode verwenden, um herunterzukommen von dem hohen Stresspegel, den unsere Leistungsgesellschaft fordert. Zunehmend verwenden auch Spitzensportler diese Methoden, da die verbesserte Entspannung die Leistungsfähigkeit unter Belastung verbessert.

Es stehen uns heute eine ganze Reihe von Entspannungsmethoden zur Verfügung, die den Parasympathikus aktivieren und uns zur Ruhe kommen lassen. Diese wirken allerdings nur bei regelmäßigem und möglichst täglichem Üben.

Es gibt westliche und fernöstliche Methoden, die aus meiner Sicht gleichwertig zu betrachten sind. Der eher nüchterne, wissenschaftlich orientierte Typ wird sich vielleicht eher von den westlichen Methoden, wie Autogenes Training oder die Progressive Muskelentspannung nach Jacobson, angesprochen fühlen. Diese wissenschaftlich bereits gut dokumentierten Verfahren basieren aber auch auf den teilweise jahrtausendealten Entspannungsübungen aus dem Fernen Osten wie zum Beispiel Yoga oder Qigong. Eine dieser Methoden, täglich geübt, wird sich rasch positiv auf Ihr Wohlbefinden auswirken. Durch die vermehrte Entspannung im Alltag kann sich auch Ihr Muskeltonus verringern und dadurch die Beweglichkeit verbessern. Ein regelmäßig durchgeführtes Entspannungstraining lindert auch Schmerzen und verringert das Zittern.

Musik als Therapie

Jeder weiß, dass das Hören von Musik, noch mehr aber das eigene Musizieren oder Singen ein Wohlbefinden und ein angenehmes Gefühl von aktivierter Entspannung erzeugt. Von Paläoanthropologen bei ihren Ausgrabungen entdeckte Musikinstrumente belegen, dass unsere Vorfahren bereits vor zehntausenden Jahren die Macht der Musik gekannt und genutzt haben. Trommeln, Kampfgebrüll, Blasmusik und Militärmärsche haben Soldaten seit Jahrtausenden auf dem Weg in die Schlacht begleitet und den Kampfesmut unterstützt. Wissenschaftliche Untersuchungen moderner Zeit belegen, dass rhythmische Musik die Beweglichkeit bei Parkinson verbessern kann. Es genügt bereits der Takt eines Metronoms, um das Gangbild deutlich geschmeidiger zu machen.

Auch Startschwierigkeiten beim Aufstehen oder Losgehen können durch Rhythmen überwunden werden. Besonders beeindruckt hat mich eine Patientin, die aus dem Sessel nicht ohne Hilfe aufstehen konnte. Wenn sie dann aber ein rhythmisches Lied anstimmte, konnte sie plötzlich aufstehen. Andere beginnen leise zu zählen oder tappen sich im Rhythmus mit der Hand auf den Oberschenkel, um vor einer Schwelle oder vor dem Überqueren einer Straße in Gang zu

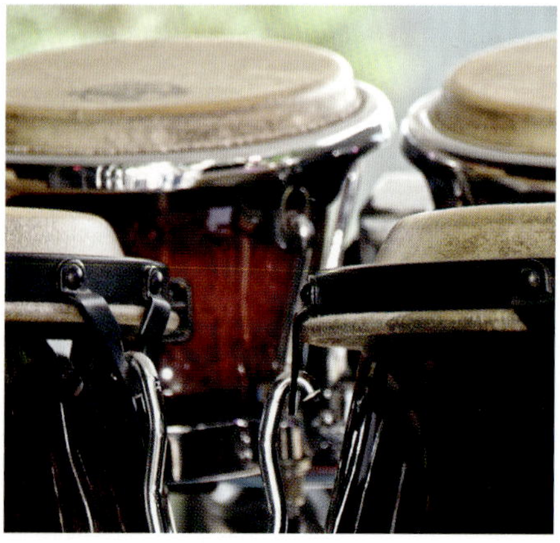

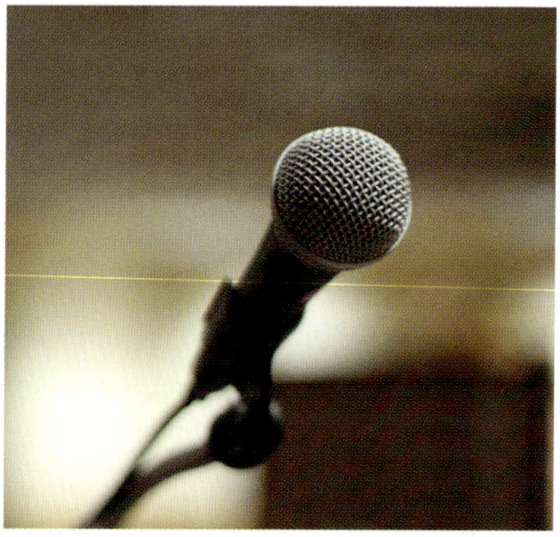

kommen. Es gibt spezielle CDs für Parkinson-Patienten mit rhythmischer Musik, welche Sie dabei unterstützen können, sich leichter durch den Alltag zu bewegen. Hören Sie diese Märsche und afrikanischen Trommeln regelmäßig beim Gehen oder bei Ihren Bewegungsübungen!

Ergotherapie

Das Wort Ergotherapie kommt vom griechischen Wort *ergon*, welches für Werk oder Arbeit steht. Diese Therapieform gewinnt an Wichtigkeit bei der Behandlung von Parkinson: Wenn die Tätigkeiten des Alltages zunehmend schwieriger werden, dann kann Sie der Ergotherapeut bei der Verbesserung der Koordination und beim Ausgleich von Problemen mit der Feinmotorik unterstützen. Zögern Sie nicht, sich eine Ergotherapie vom Arzt Ihres Vertrauens verordnen zu lassen, um zuhause wieder besser zurechtzukommen.

Logopädie

Logopädie kommt dann ins Spiel, wenn schwere Schluckstörungen oder Probleme mit dem Sprechen auftreten. Eine genaue Analyse des Schluckvorganges ist Voraussetzung für ein gezieltes Training der beteiligten Muskulatur oder eine Beratung in Hinsicht auf ein bewussteres und der Parkinson-Krankheit angepasstes Schlucken.

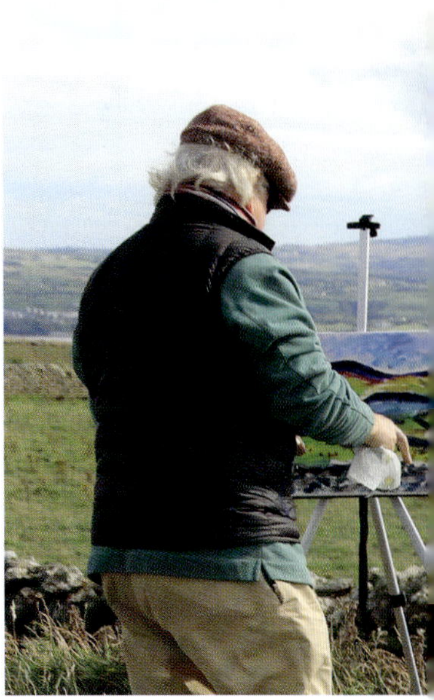

Maltherapie

Kreativ sein erhöht die Lebensfreude, entspannt die Muskulatur und wirkt Depressionen entgegen. Vielleicht melden Sie sich auch bei einem Kurs an, finden neue Freunde, werden wieder aktiver, ziehen sich weniger zurück. Vor allem aber macht es einfach glücklich, seiner Fantasie die Zügel schießen zu lassen!

ZUKUNFTSMUSIK – FRÜHERKENNUNG UND THERAPIE

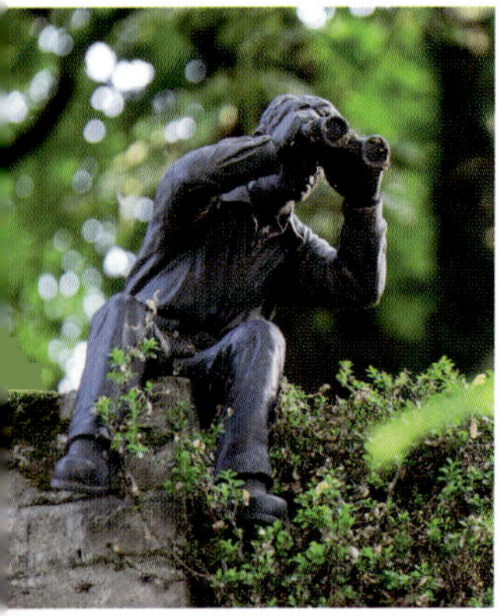

Es gibt immer mehr Parkinson-Patienten. Deshalb ist es ein riesiger Markt für Startups und Pharmafirmen. Weltweit laufen intensive Forschungsmaßnahmen zum Thema Parkinson. Wohin geht die Reise?

Früherkennung und Modifikation des Krankheitsverlaufes sind große Themen. Wir verstehen immer mehr von den Entstehungsmechanismen der Parkinson-Erkrankung, wissen immer mehr über die Reihenfolge der Ausbreitung im Gehirn. Heiko Braak hat sechs Stadien ausgemacht hat, nach denen sich Parkinson im Gehirn ausbreitet (siehe Seite 39). Die Diagnose erfolgt meist erst im Braak-Stadium 4 oder 5. Das heißt, Parkinson beginnt wahrscheinlich schon Jahre oder Jahrzehnte früher, bevor man es überhaupt bemerkt.

Man kennt jetzt schon das zentrale Protein namens Alpha-Synuclein, dass dabei eine Rolle spielt – bei vererbtem, aber auch erworbenem Parkinson (siehe Seite 37). Je mehr man das prionenartige Verhalten dieses Proteins versteht, desto höher wird die Chance, dass man irgendwann einen Mechanismus findet, die Krankheit frühzeitig zu stoppen. Es gibt bereits Versuche, dieses Alpha-Synuclein aus dem Verkehr zu ziehen: durch bestimmte Medikamente, die diese Aggregate auflösen oder das Zusammenballen des Eiweißes überhaupt erst verhindern; oder durch spezifische Antikörper, die sich am Alpha-Synuclein anlagern und das Protein zerstören.

Die **Frühdiagnostik** wird also eine immer größere Rolle spielen. Wir kennen ja bereits die Frühsymptome wie Störungen des Geruchssinns, Verstopfung, Depressionen, Schmerzen des Bewegungsapparates oder Schlafstörungen. Diese sind allerdings zu unspezifisch. Deshalb ist die medizinische Wissenschaft weiter auf der intensiven Suche nach **Biomarkern** wie dem **Alpha-Synuclein**, mit denen sich die Diagnose möglichst früh und mit einer einfachen Blutuntersuchung stellen lässt. Oder nach bestimmten **Genen**, die das Risiko anzeigen und die man dann eventuell gezielt beeinflussen kann, zum Beispiel die sogenannten PARK-Gene bei familiärer Parkinson-Erkrankung. Die Diagnostik wird immer weiter durch sogenannte Expertensysteme verbessert, bei denen man die Symptome einfach in ein Computerprogramm eingibt, damit sie über ein potentielles Risiko früh informieren können.

Was kommt noch?

Wearable Devices – tragbare Sensoren –, die die Bewegungsamplitude oder den Tremor messen und dadurch über ein Computersystem über den Verlauf der Erkrankung Auskunft geben. Zusätzlich wird es verbesserte Medikamente, verbesserte Darreichungsformen geben. Generell gibt es zur **Therapie** von Parkinson vielversprechende neue Ansätze: Die sogenannte **Parkinson-Impfung**, im Rahmen derer im Gehirn abgelagertes, schädliches Alpha-Synuclein beseitigt werden soll; die **Umprogrammierung von Gliazellen** (dem Stützgewebe des Nervensystems) in Dopamin-produzierende Zellen oder die **Implantation von Stammzellen in das Gehirn**, damit sie die dort verloren gegangenen Neurone ersetzen. In letzterem Fall haben Versuche an Affen tatsächlich gezeigt, dass Parkinson-Symptome dadurch gelindert werden konnten. Im Augenblick ist vieles davon noch Zukunftsmusik, aber diese Forschungen sind ein Zeichen der Hoffnung, dass neue Methoden in den Diagnostik- und Therapiealltag Einzug halten werden.

Wir lernen natürlich immer besser, wie man die Therapie für die Patienten maßschneidert – wie man die Medikation optimal einstellt und mit Bewegungstherapie, Entspannung, Psychotherapie, Ergotherapie, Logopädie und anderen Trainingsmaßnahmen ideal kombiniert.

Die größte Hoffnung aber und das langfristige Ziel ist, dass wir die Erkrankung möglichst früh erkennen und eine Therapie finden, die das Fortschreiten der Krankheit bremst oder im Idealfall den Krankheitsverlauf sogar stoppen kann.

TIPPS UND TRICKS FÜR DEN ALLTAG

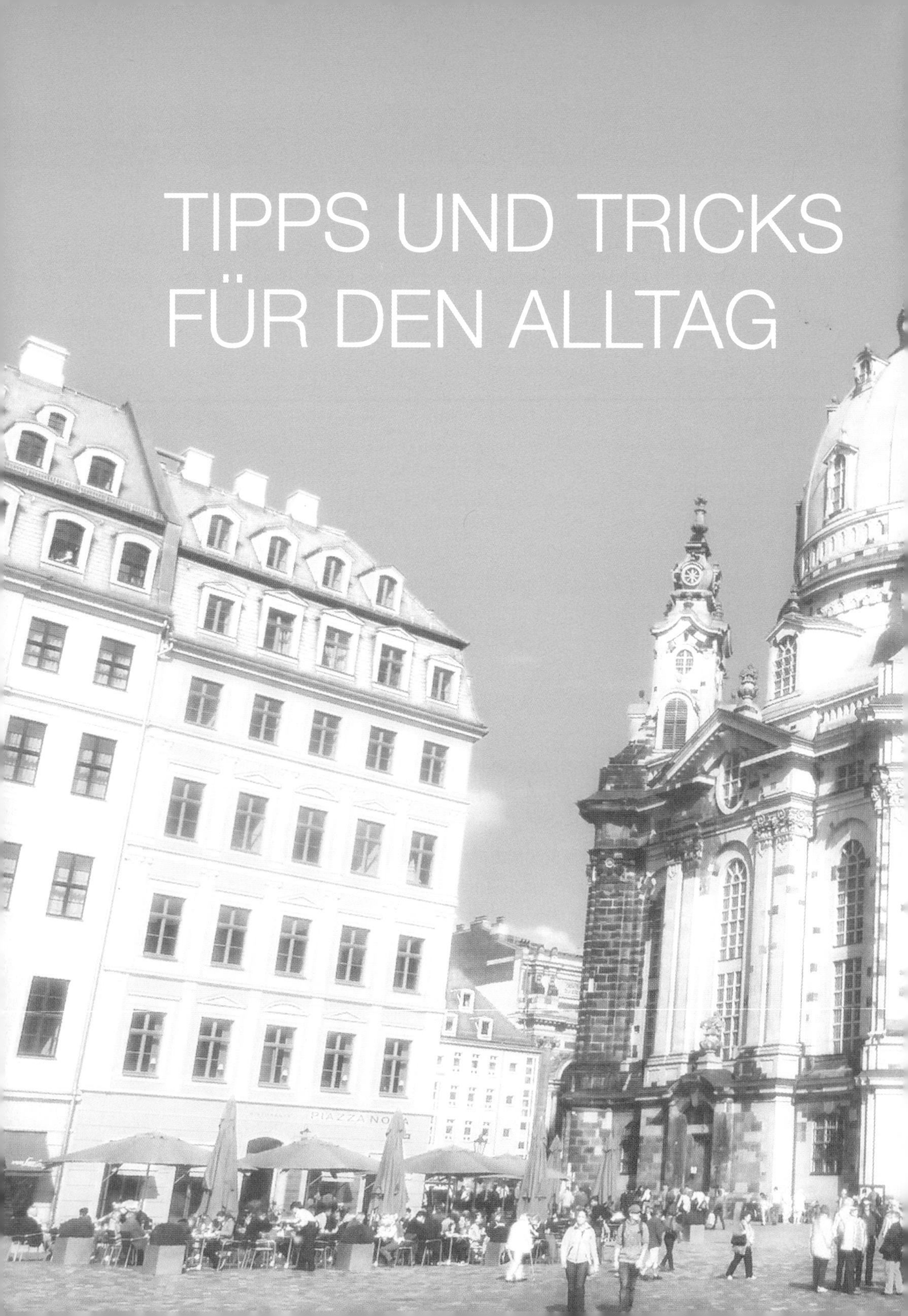

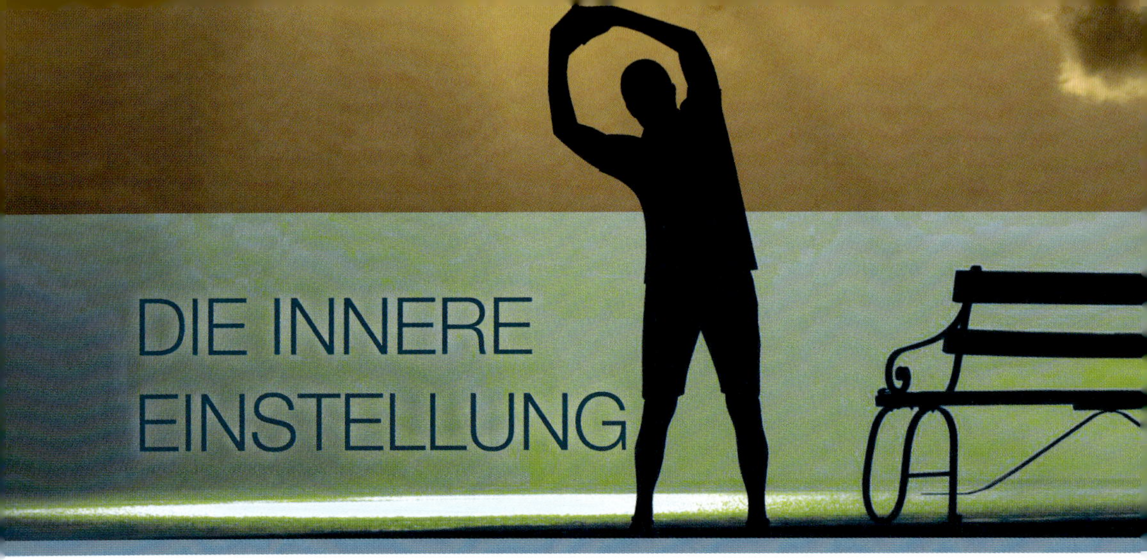

DIE INNERE EINSTELLUNG

DIE INNERE EINSTELLUNG
SEIEN SIE POSITIV ZUM LEBEN EINGESTELLT!

Ermutigung

Werden Sie Ihr eigener Parkinson-Experte! Die Tatsache, dass Sie dieses Buch in Händen halten, beweist, dass Sie schon den ersten Schritt gesetzt haben. Informieren Sie sich im Internet, in Zeitschriften und Büchern. Sprechen Sie auch mit anderen Betroffenen. Werden Sie Mitglied einer Selbsthilfegruppe. Je mehr Sie selbst über Medikamente und andere Möglichkeiten der Behandlung in Erfahrung bringen, desto bessere Entscheidungen werden Sie gemeinsam mit Ihrem behandelnden Arzt über Ihre eigene Therapie treffen können.

Suchen Sie einen Arzt Ihres Vertrauens

Ein Arzt, der Sie über lange Zeit begleitet, kennt Sie als Person, Ihre Symptome, den Verlauf und die individuelle Wirkung der Behandlung am Besten. Ihr Arzt sollte viel Erfahrung mit Parkinson aufweisen und ein persönliches Vertrauensverhältnis mit Ihnen aufbauen. Das kann ein Neurologe in einer Spezialambulanz oder mit eigener Praxis sein. Wenn nötig, wird er auch in Kontakt mit Ihrem Hausarzt treten, um Verlauf und Therapie zu besprechen.

Stärken Sie Ihre Gesundheit

Achten Sie auf ausreichend Schlaf, eine ausgewogene Ernährung und reichlich Bewegung. Vermeiden Sie Stress. Sorgen Sie für ausreichend Ruhe. Je stärker

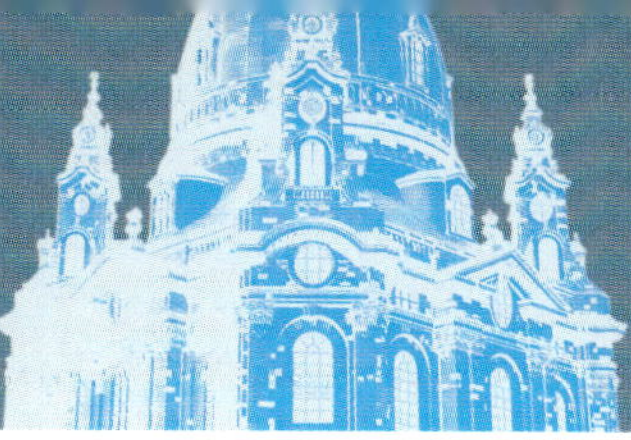

Ihre allgemeine Gesundheit und Fitness, umso besser werden Sie mit den spezifischen Belastungen umgehen können, die Parkinson mit sich bringt.

Vom Umgang mit den sichtbaren Symptomen

In den frühen Stadien wird nur ein Arzt die Symptome Ihrer Krankheit erkennen. Mit der Zeit werden die typischen Zeichen immer sichtbarer: das typische, vornüber gebeugte und kleinschrittige Gangbild, die Steifigkeit beim Gehen. Als besonders störend wird von vielen das Zittern empfunden, insbesondere, weil es gerade bei Aufregung und Stress noch stärker hervortritt. Manche vermeiden dann überhaupt Situationen, in denen sich das Zittern als besonders unangenehm bemerkbar macht, wie das Essen in Restaurants oder soziale Kontakte überhaupt. Ein besonderes Problem, weil sich die Betroffenen isolieren. Das ist schade. Niemand braucht sich seiner Krankheit zu schämen. Meist trifft man sogar auf viel Verständnis bei seinen Mitmenschen. Fällt das Essen im Restaurant schwer, so könnten Sie Ihr eigenes Besteck mit großen Griffen mitbringen. Sie könnten die Kellnerin bitten, die Mahlzeit in mehrere kleine Schüsseln zu verteilen, sodass durch das Zittern nicht die verschiedenen Speisen durcheinanderfliegen. Versuchen Sie, stressige Situationen durch gute Planung möglichst zu vermeiden, indem Sie sich zum Beispiel an der Kasse beim Einkaufen genügend Zeit nehmen und die nötige Summe schon rechtzeitig in der Hand bereithalten.

Behalten Sie Ihren Sinn für Humor

Auch wenn es manchmal schwerfallen kann, bewahren Sie sich Ihren Sinn für Humor. Haben Sie keine Scheu, auch mal über sich selbst zu lachen.

Sprechen Sie offen über Ihre Krankheit

Die meisten Ihrer Mitmenschen werden sich freuen, Ihnen helfen zu können, die kleinen Situationen Ihres Alltages zu meistern. Es ist besser, offen über Ihre Symptome zu sprechen, als das Gefühl zu haben, sie krampfhaft verbergen zu müssen. Erzählen Sie Ihren Verwandten und Freunden darüber, sprechen

Sie auch mit Ihrem Friseur oder Gemüsehändler. Es kann auch sehr hilfreich sein, sich mit anderen Betroffenen auszutauschen. Aber Achtung: Bei jedem manifestiert sich Parkinson etwas anders, was dem einen hilft, muss nicht für jeden anderen auch gelten.

Bewahren Sie einen gesunden Optimismus

Studien zeigen, dass Optimisten tatsächlich länger leben als Pessimisten. Es ist völlig in Ordnung, auch einmal niedergeschlagen zu sein, wenn alles nicht mehr so leicht von der Hand geht wie früher. Aber vergessen Sie darüber nicht all das Gute, was sonst noch in Ihrem Leben stattfindet.

Depressionen behandeln

Wie bereits erwähnt, können Depressionen als Symptom von Parkinson auftreten. Diese entstehen einerseits als direkte Folge des Mangels an Dopamin, welches als eines der Glückshormone gilt. Natürlich drücken auch die zunehmenden Einschränkungen des Alltages auf die Stimmung.

Energielosigkeit, eine traurige Stimmungslage, im Kopf kreisende negative Gedanken, Schlafstörungen, all das kann ein Hinweis für eine beginnende Depres-

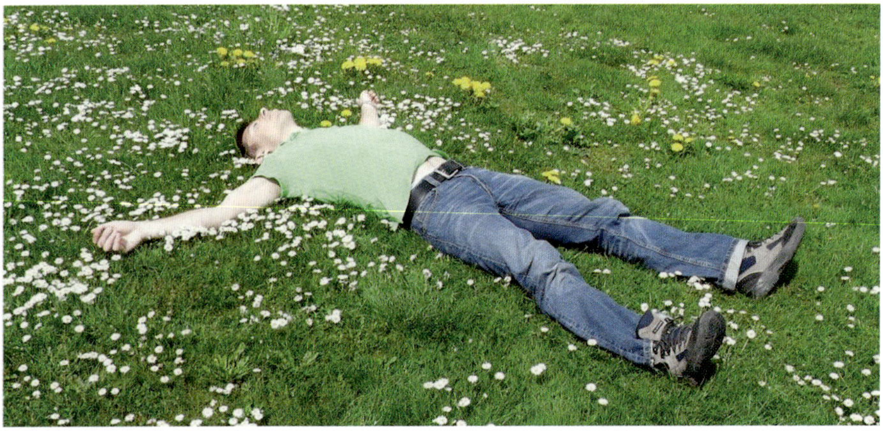

sion sein. Diese bessert sich zum Teil bei guter medikamentöser Einstellung der Krankheit. Häufig ist auch die gezielte Behandlung mit antidepressiven Medikamenten oder eine Gesprächstherapie notwendig.

Nehmen Sie sich Zeit

Gönnen Sie sich den Luxus von Weile statt Eile. Mit Parkinson nehmen selbst die einfachen Tätigkeiten des Alltages mehr Zeit in Anspruch. Aktivitäten wie das Zubereiten der Mahlzeiten, Essen, Körperpflege, aber auch die Fortbewegung in der Stadt oder das Einkaufen werden Ihnen erheblich leichter fallen, wenn Sie sich nicht unter Druck setzen lassen und sich die nötige Muße schenken, alles in Ruhe zu erledigen. Vergessen Sie nicht, dass auch die Kommunikation mit den Mitmenschen oder ein Treffen mit Freunden mehr Aufmerksamkeit benötigt. Aber sogar so einfache Aktionen wie Kauen, Schlucken, Sprechen oder das Spiel der eigenen Mimik gewinnen merklich, wenn man sich mehr Zeit dafür nimmt und ihnen damit mehr Achtsamkeit schenkt.

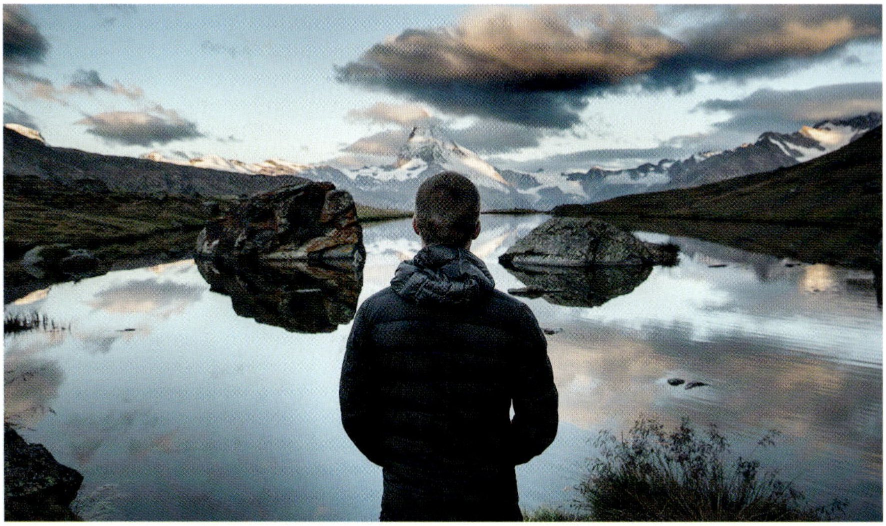

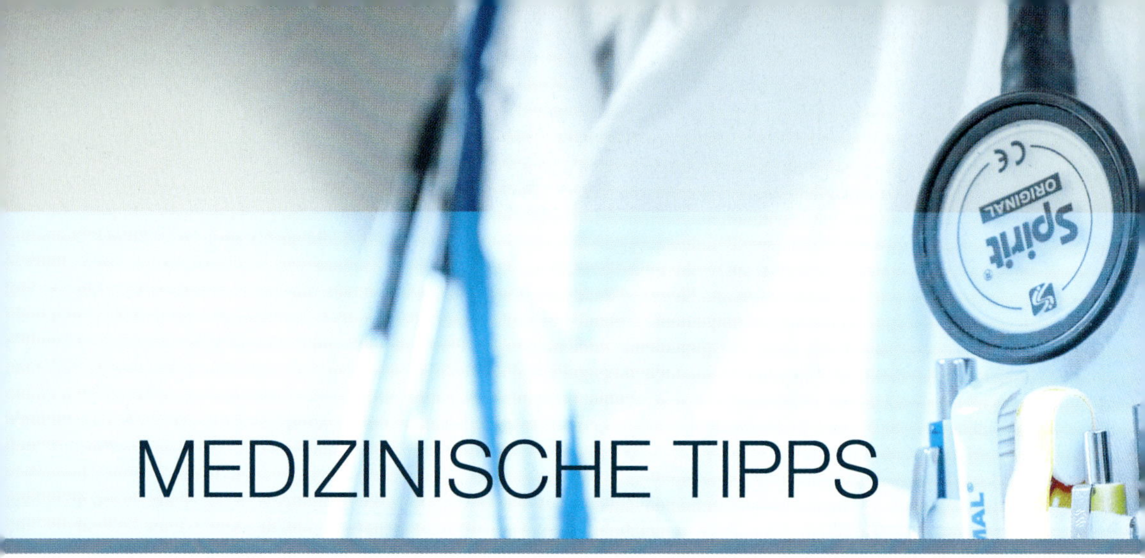

MEDIZINISCHE TIPPS

Medikamentenmanagement

- Um die richtigen Medikamente zur richtigen Zeit einzunehmen, empfiehlt sich eine **Medikamentenuhr**. Zu Beginn der Parkinson-Erkrankung findet man häufig schon mit einer Tablette pro Tag das Auslangen. Im weiteren Verlauf wird aber meist die Einnahme von mehreren Tabletten, über den Tag verteilt, notwendig. Um einen möglichst gleichmäßigen Medikamentenspiegel im Blut zu erzielen, sollte dies ganz regelmäßig geschehen. Natürlich fällt es einem im Alltag nicht immer leicht, sich daran zu erinnern. Gerade für diesen Zweck sind spezielle Medikamentenuhren erhältlich, die zur jeweils eingestellten Zeit ein Signal abgeben. Noch einfacher gelingt das mit einer entsprechenden App am Smartphone.
- Meist verschreibt Ihr Arzt oder Apotheker die **Einnahmezeiten** als einfache Zahlenabfolge auf für „morgens – mittags – abends – zur Nacht": So bedeutet zum Beispiel 1-0-0 eine Tablette morgens einzunehmen. 0-0-0-1 würde dann heißen, eine Tablette vor dem Schlafengehen.
- **Medikamenteneinnahme:** Es ist wichtig, bei der Einnahme von L-Dopa (enthalten z.B. in Madopar, Sinemet, Stalevo) einen ausreichenden zeitlichen Abstand von zumindest einer halben Stunde vor und einer Stunde nach den Mahlzeiten einzuhalten. Warum? L-Dopa konkurriert bei der Aufnahme in der Dünndarmschleimhaut mit bestimmten Aminosäuren. Amino-

säuren sind die Baustoffe von Eiweiß. Das gleichzeitige Essen von eiweißhaltigen Nahrungsmitteln kann die Aufnahme und damit die Konzentration des Wirkstoffes L-Dopa im Blut beeinträchtigen.

- Es existieren verschiedene **Darreichungsformen** der Medikamente, welche Sie kennen sollten. Sie bezeichnen die Zeitdauer, bis der Wirkstoff abgegeben wird. Der Begriff **„Retard"** bzw. die Abkürzung **„CR"** (continuous release) besagen, dass die betreffenden Tabletten ihren Wirkstoff verzögert im Darm freisetzen und dadurch wesentlich länger wirken, häufig über 24 Stunden. Daher ist oft nur die Einnahme einer Tablette pro Tag notwendig. Eine lösliche Tablette (LT) wird schneller aufgenommen und zeigt damit einen rascheren Wirkungseintritt. So hilft z.B. ein morgens gleich nach dem Aufstehen eingenommenes lösliches L-Dopa dabei, schneller in Schwung zu kommen.

Kontakt zu Ihrem Neurologen

Suchen Sie sich einen Neurologen, der genau auf Ihre Bedürfnisse eingeht und sich genügend Zeit für Sie nimmt, was zugegeben im hektischen Alltag nicht immer ganz leicht fällt. Sie sollten zumindest **alle sechs Monate** eine Routinekontrolle durchführen lassen, um die Behandlung zu besprechen, die Medikamente zu überprüfen und den Verlauf der Erkrankung zu beurteilen. Beim Auftreten von Problemen oder speziellen Fragestellungen werden zusätzliche Termine notwendig.

Führen Sie am besten immer eine **Liste Ihrer aktuellen Medikamente** mit sich. So fällt es leichter, die oft notwendige Feinjustierung der Einnahme gemeinsam mit Ihrem Arzt vorzunehmen. Wenn Sie mehrere Anliegen haben, scheuen Sie sich nicht, sie aufzuschreiben und gemeinsam durchzugehen. Es kann auch hilfreich sein, einen betreuenden Angehörigen oder die Pflegerin mitzunehmen. Die **aktuellen Befunde** sollten immer griffbereit sein, am besten in einem Ordner. Dadurch sparen Sie wertvolle Zeit, die Ihr Arzt dann speziell für Sie übrig hat.

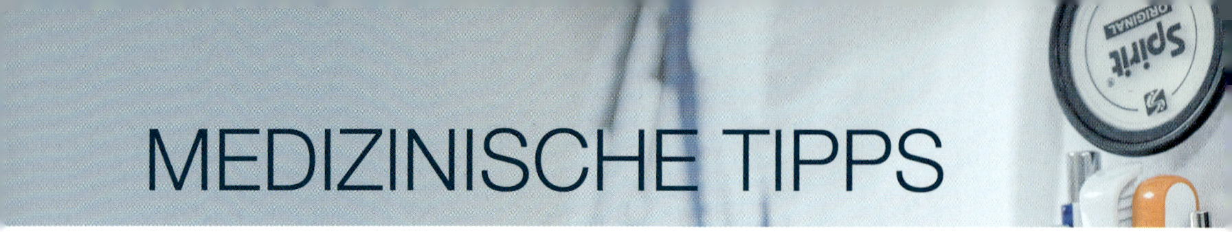

Operationen

Liegt eine Parkinson-Erkrankung vor, dann besteht ein erhöhtes Risiko für Komplikationen im Rahmen einer Operation. Diese ergeben sich aus den motorischen und autonomen Defiziten, aus einem abfallenden Medikamentenspiegel bei eventuellen Einnahmepausen und möglichen Wechselwirkungen der zur Narkose verwendeten Mittel mit den Parkinson-Medikamenten. Aus dem Grund ist es wichtig, dass der Anästhesist rechtzeitig vor dem Eingriff Bescheid weiß. Die Dopamin-Präparate sollten – in Absprache mit dem behandelnden Arzt – möglichst weiter eingenommen werden.

Führen Sie ein Tagebuch

Zur besseren Übersicht über den Verlauf Ihrer Erkrankung und die Medikamenteneinnahme hilft ein Tagebuch. Dies kann ein einfacher Kalender sein, manche bevorzugen eine am Computer erstellte Liste. Vielleicht wollen Sie aber auch nur die Höhen und Tiefen Ihres Lebens aufzeichnen und entdecken dabei Ihre literarische Ader?

Skalen

Zur besseren Beurteilung des Schweregrades der Parkinson-Krankheit wurde eine Reihe von Skalen entwickelt. Die beiden häufigsten sind die Hoehn- und Yahr-Skala sowie die UPDRS. Beide werden in ihren modifizierten (also modernisierten) Versionen eingesetzt.

Hoehn- und Yahr-Skala

Die erstmals im Jahre 1967 von Margarethe Hoehn und Melvin Yahr veröffentlichte Skala findet weite Verbreitung und Anerkennung. Sie unterscheidet fünf Schweregrade. Es besteht eine gute Korrelation mit der motorischen Beeinträchtigung und der Lebensqualität. Nicht motorische Symptome finden keine Berücksichtigung.

MODIFIZIERTE HOEHN- UND YAHR-SKALA

Stadium 0	Keine Anzeichen der Erkrankung
Stadium 1	Einseitige Erkrankung
Stadium 1,5	Einseitige Erkrankung mit Beeinträchtigung der Körperachse
Stadium 2	Beidseitige Erkrankung ohne Gleichgewichtsstörung
Stadium 2,5	Leichte beidseitige Erkrankung mit Ausgleich beim Zugtest (Anmerkung: Beim Zugtest steht der Arzt hinter dem Patienten und zieht ihn vorsichtig an den Schultern nach hinten, um das Gleichgewicht und die Haltungsreflexe zu prüfen.)
Stadium 3	Leichte bis mäßige beidseitige Erkrankung – es besteht eine leichte Haltungsinstabilität, der Patient ist aber körperlich noch unabhängig.
Stadium 4	Starke Behinderung. Der Patient kann aber noch ohne Hilfe gehen oder stehen.
Stadium 5	Der Patient ist ohne fremde Hilfe an den Rollstuhl gefesselt oder bettlägerig.

UPDRS

Die sogenannte Unified Parkinson's Disease Rating Scale (UPDRS) stellt die am weitesten verbreitete Einteilung des Schweregrades dar und bezieht auch nicht motorische Symptome mit ein. Die Skala wird eingesetzt zur Verlaufsbeobachtung und umfasst folgende Bereiche: kognitive Funktionen, Verhalten und Stimmung, Aktivitäten des täglichen Lebens, motorische Untersuchung.

Modifizierte UPDRS

- Kognitive Funktionen
- Verhalten und Stimmung
- Aktivitäten des täglichen Lebens
- Motorische Untersuchung

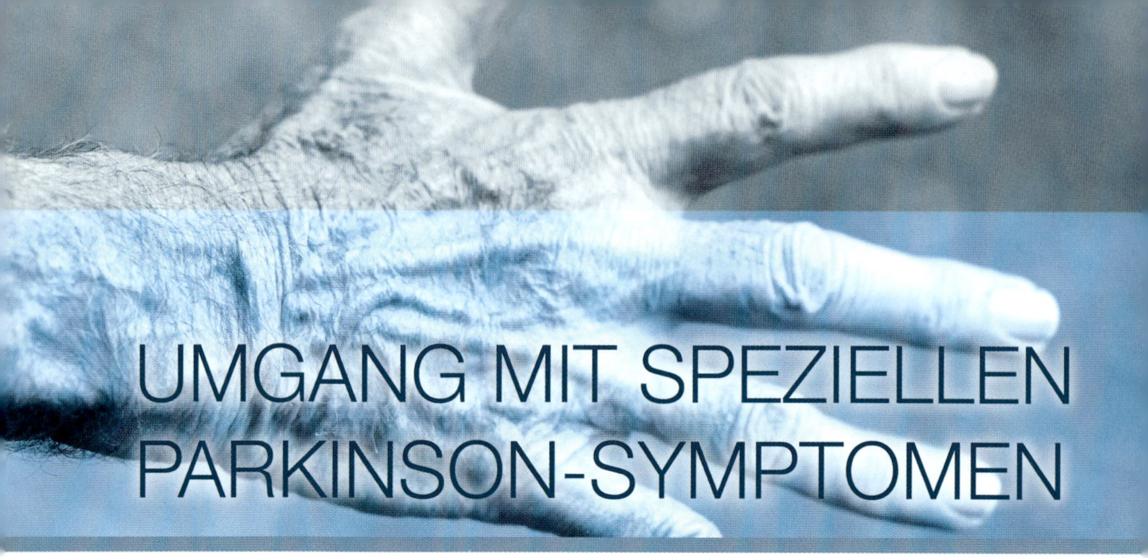

UMGANG MIT SPEZIELLEN PARKINSON-SYMPTOMEN

UMGANG MIT SPEZIELLEN PARKINSON-SYMPTOMEN

Motorische Symptome

Rigor und Akinesie – Muskeln erstarren und Bewegungen frieren ein

Der **Rigor** entsteht durch eine Überaktivität motorischer Nerven im vorderen Teil der Hirnrinde (dem sogenannten Motorcortex) und führt zu einer Steifigkeit der Muskulatur. Diese begleitet Parkinson-Patienten während des ganzen Lebens. Er kann zunehmen durch Stress, Überlastung oder zu geringe Dosierung bzw. Einnahme der Parkinson-Medikamente. Akute Erkrankungen, wie zum Beispiel eine Lungenentzündung oder ein schwerer Harnwegsinfekt, können eine Zunahme der Symptome auslösen.

Ein häufiges Problem liegt auch in einer Beeinträchtigung des Schluckens und damit verbunden zu geringen Zufuhr der Medikamente oder von Flüssigkeit. Im Extremfall kann dies zu einer sogenannten **Parkinson-Krise** (oder akinetischen Krise) führen, verbunden mit massiver generalisierter Muskelsteifigkeit bis zur völligen Starre, Fieber, Unfähigkeit zu sprechen und zu schlucken. Dabei besteht Lebensgefahr. Ein solcher Patient muss umgehend stationär behandelt werden mit Verabreichung von Flüssigkeit, Nährstoffen und Medikamenten über Infusionen und der Therapie der zugrunde liegenden Ursache.

Die erste Maßnahme zur Verringerung des Rigors ist die optimale medikamentöse Einstellung gemeinsam mit Ihrem Neurologen. Zusätzlich sollten Sie Stress möglichst vermeiden, genügend Flüssigkeit zuführen und für ausreichend Ruhe sorgen.

Im späteren Verlauf der Erkrankung kann die Intensität der Symptome und des Rigors während des Tages mehrfach wechseln, insbesondere wenn die Aufnahme des L-Dopa im Dünndarm zu ungleichmäßig abläuft. Dann kommt es zum sogenannten **Freezing**, also einer Art Einfrieren der Bewegung. Dabei kann es vorkommen, dass der Betroffene z.B. an einer roten Ampel stehenbleibt und bei Grün einfach nicht mehr losgehen kann. Oder er bleibt vor einer Türschwelle stehen, die er nicht überschreiten kann.
Es gibt eine ganze Reihe von Tricks, die dann helfen: Einige Male mit der Hand auf den eigenen Körper klopfen (als taktiles Hilfsmittel), Zählen oder Vor-sich-hin-Singen (akustische Hilfsmittel). Manche benutzen einen speziellen Stock, an dessen unterem Ende eine kleine quere Latte befestigt ist, über die man dann drübersteigen kann. Andere tragen speziell zu diesem Zweck ein kleines Lämpchen mit sich, mit dem sie dann vor sich auf den Boden leuchten und auf diesen Punkt draufsteigen (als optisches Hilfsmittel). Diese kleinen Signale an das Nervensystem führen dazu, dass die Hemmung der motorischen Zellen in der Hirnrinde überwunden wird.

Tremor – wie Sie das Zittern in den Griff bekommen

Das Zittern bei Parkinson betrifft, wie schon erwähnt, meist eine Seite stärker als die andere. Es kann die Hand sein, der Fuß oder sogar der Kopf. Der betroffene Teil des Körpers kann wechseln, auch muss das Zittern nicht unbedingt synchron ablaufen. Viele Parkinson-Patienten entwickeln im Laufe der Zeit kleine Tricks, um das lästige Zittern zumindest vorübergehend zu stoppen. Zu Beginn reicht oft schon eine bewusste Anstrengung des Willens, um das Zittern vorübergehend zu stoppen. Es kann auch helfen, eine kleine bewusste Bewegung mit der betroffenen Hand zu machen, nach einem Gegenstand zu greifen, die betroffene Hand kurz auf den Rücken zu legen oder die Körperposition etwas zu ändern. Das Zittern endet dann, kommt aber häufig nach einigen Sekunden oder Minuten wieder. Wenn eine Hand beim Gehen zittert, lässt sich dies häufig bessern, indem man sie bewusst beim Gehen mitschwingen lässt, anstatt sie einfach herunterhängen zu lassen, wenn sie sich nicht synchron mit den Schritten mitbewegt. Manchen hilft es auch, beim Gehen einen leichten Gegenstand in der betroffenen Hand mit sich zu tragen. Viele versuchen, den offensichtlichen Tremor zu verbergen. Ich denke jedoch, es ist besser, mit offenen Karten zu spielen und das Thema Parkinson einfach anzusprechen, wenn es schon unübersehbar auffällt. Damit erntet man in den meisten Fällen Verständnis von seiner Umwelt und nötigenfalls auch Unterstützung. Offenheit ist auch ein wirksames Mittel gegen die Angst, aufgrund des Zitterns für einen Alkoholiker gehalten zu werden.

Von ärztlicher Seite wird die optimale Einstellung der Medikamente im Vordergrund stehen. In extremen Fällen steht die tiefe Hirnstimulation zur Verfügung, die zum Teil große Erfolge bei der Behandlung des Zitterns aufweist.

Der Effekt von Bewegung auf die Parkinson-Symptomatik insgesamt wird derzeit möglicherweise noch unterschätzt. Einzelne Betroffene berichten über erhebliche Verbesserungen durch regelmäßiges Gehen von weiten Strecken. Auch Trainingsgeräte mit Pedalen für Hände und Füße, wie bei einem Fahrrad, werden derzeit wissenschaftlich getestet.

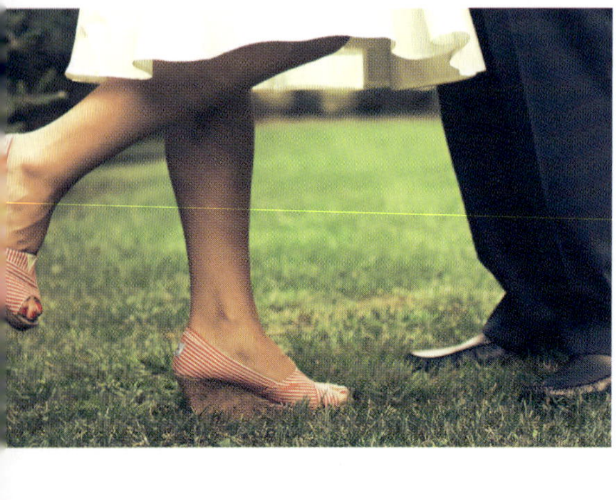

Posturale Instabilität – wie Sie im Gleichgewicht bleiben

Zur Stabilisierung bei Gleichgewichtsstörungen ist ein konsequentes Gang- und Gleichgewichtstraining erforderlich. Achten Sie auf eine möglichst gute Einstellung der Medikamente. Zusätzlich müssen Sie auf Ihren Gesundheitszustand,

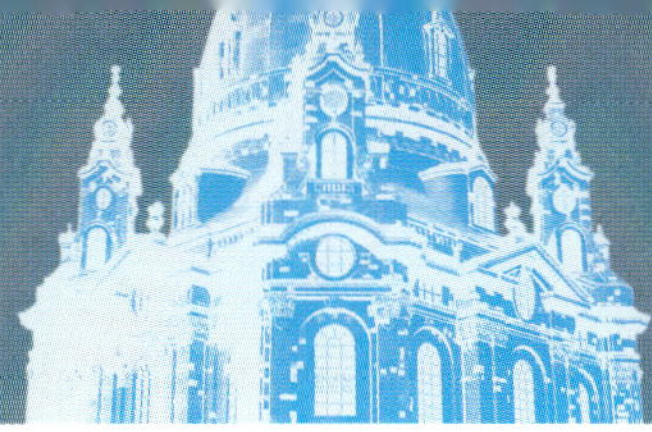

ausreichenden Schlaf, gute Ernährung und Flüssigkeitszufuhr sowie Ihre Fitness achten. Je kräftiger Sie sind und je stabiler Ihre Gesundheit, desto besser werden Sie die Beeinträchtigungen des Gleichgewichtes bei fortgeschrittenem Parkinson kompensieren können. Dazu kommen Parkinson-Tanzen und Taiji ins Spiel, welche nachweislich die Sicherheit beim Gehen erhöhen und Stürze vermeiden helfen.

Nicht motorische Symptome

Schlucken

Eine optimale medikamentöse Einstellung mit L-Dopa bzw. Dopamin-Agonisten erleichtert den Schluckakt. Verlegen Sie Ihre Essenszeiten in die Phasen guter Beweglichkeit, da dabei auch das Schlucken leichter funktioniert.

Zur Erleichterung der Nahrungsaufnahme und des Trinkens **nehmen Sie sich genügend Zeit,** am besten zweimal so lange, als Sie normalerweise brauchen würden. Das Eindicken von Flüssigkeit mit Hilfe von speziellen Pulvern (sogenannten Verdickungsmitteln) kann helfen. Kauen Sie beim Essen jeden Bissen gut und schieben Sie ihn dann ganz bewusst nach hinten an den Gaumen, um den Schluckreflex auszulösen. Beim Schlucken selbst halten Sie den Kopf gerade nach oben oder neigen Sie ihn während des Schluckaktes leicht nach vorne.

Bei ausgeprägteren Schluckbeschwerden lassen Sie sich von einer Logopädin beraten. Im Zweifelsfall kann ein Schluckakt-Röntgen die Feststellung der Ursache unterstützen.

Speichelfluss

Kauen Sie **Kaugummi,** das wird Sie daran erinnern, öfter zu schlucken. Machen Sie es sich zu einer festen Gewohnheit, regelmäßig und bewußt zu schlucken. Bewegen Sie den Speichel im Mund nach hinten, um den Schluckreflex auszulösen. Versuchen Sie zu schlucken, bevor Sie mit dem Sprechen beginnen.

Salbei, z.B. als Tee eingenommen, vermag den Speichelfluss zu reduzieren. Ihr Arzt kann als zusätzliche Therapie Anticholinergika, wie z.B. Biperiden (Akineton) oder Scopolamin (als Pflaster oder als Tablette, z.B. Sormodren), verschreiben und damit den Speichelfluss vermindern.

Kreislauf

Bei Parkinson besteht häufig eine verlangsamte Anpassung des Kreislaufes beim Wechsel vom Sitzen oder Liegen zum Stehen (die sogenannte orthostatische Hypotension). Im Liegen oder Sitzen ist ja ein niedrigerer Blutdruck notwendig als beim Stehen. Als Folge davon ist der Blutdruck beim Aufstehen zu niedrig oder es dauert länger, bis er die notwendige Höhe erreicht: Es kommt zum Auftreten eines mehr oder weniger starken Schwindels, von Sternchensehen, Schwarzwerden vor Augen bis zum Kreislaufkollaps.

Die wichtigste Maßnahme besteht darin, **bewusst langsam aufzustehen,** vielleicht noch kurz aufrecht sitzenzubleiben, um dem Kreislauf die Gelegenheit zu geben, sich anzupassen. Zusätzlich muss auf eine **ausreichende Trinkmenge** geachtet werden. Ihr Arzt wird Ihre **Medikamente** überprüfen. Bestimmte Tabletten, die den Blutdruck senken (zum Beispiel Betablocker) führen zu einer verlangsamten Kreislaufanpassung. Sie sollten in diesem Fall durch andere ersetzt werden. Vorbeugend wirken ein regelmäßig durchgeführtes **Kreislauftraining** und warm-kalte Wechselbäder, z.B. nach Sebastian Kneipp.

Sollten diese Maßnahmen nicht ausreichen, kann Ihnen Ihr Arzt bestimmte Medikamente verordnen, um den Kreislauf zu stabilisieren. In Frage kommen hier Fludrocortison (Astonin H), Midodrin (Gutron) oder, wenn der instabile Kreislauf als Folge der Einstellung mit L-Dopa auftritt, Domperidon (Motilium).

Temperaturregulation

Die Wahrnehmung von Hitze oder Kälte kann bei Parkinson vermindert sein. Es empfiehlt sich daher, ganz besonders auf die der jeweiligen Außentemperatur

angepasste Kleidung zu achten. Im Sommer sollten Sie die Mittagshitze vermeiden und möglichst nur in den kühleren Morgen- und Abendstunden nach draußen gehen oder sportlich aktiv sein. Die Wahl der richtigen Kleidung aus Naturfasern und das Wechseln verschwitzter Kleidung sind entscheidend, um Verkühlungen vorzubeugen.

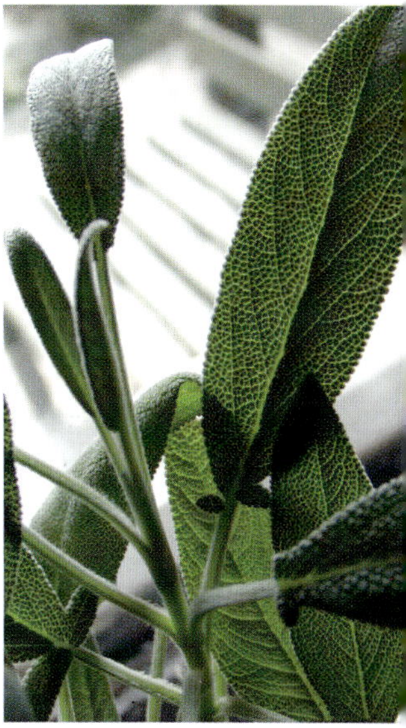

Achten Sie auf eine **ausreichende Zufuhr von Flüssigkeit,** da durch vermehrtes Schwitzen, eventuell in Kombination mit harntreibenden Medikamenten (Diuretika), ein gefährlicher Flüssigkeitsverlust auftreten kann. Ein solcher führt zum Blutdruckabfall, zu vermehrter Müdigkeit bis zum Kreislaufkollaps. Ein massiver Verlust von Flüssigkeit, eine sogenannte Exsikkose, kann eine Parkinson-Krise zur Folge haben mit massivem generalisierten Rigor, Apathie und Überhitzung. Eine solche lebensgefährliche Parkinson-Krise muss mit intravenöser Zufuhr von Flüssigkeit stationär behandelt werden.

Neben dem Flüssigkeitsverlust kann auch eine gefährliche Über-hitzung des Organismus bis zur Hitzeerschöpfung oder sogar zum Hitzschlag führen. Durch die verminderte Temperaturwahrnehmung muss in der kalten Jahreszeit bewusst auf das Tragen warmer Kleidung geachtet werden, um Erkältungen zu vermeiden.

Schwitzen

Eine vermehrte Schweißneigung kommt nicht selten vor, insbesondere auch nachts. Sie macht häufig ein mehrmaliges Wechseln der Kleidung erforderlich. Die erste Maßnahme besteht in einer Anpassung des Verhaltens durch **Tragen von Baumwollkleidung,** Vermeidung von Kunstfasern, Mitnehmen von Kleidung zum Umziehen. Tritt das vermehrte Schwitzen nachts auf, dann sollten Sie für ausreichende Lüftung des Schlafzimmers sorgen und **Bettwäsche aus Naturfasern** verwenden. Zusätzlich hilft das Trinken von **Salbeitee.** Eventuell können auch sogenannte anticholinerge **Medikamente** (siehe oben) oder Betablocker eingenommen werden, welche die Schweißproduktion hemmen.

Selten kann es auch zu einer verminderten Schweißbildung kommen. Dann droht bei hohen Außentemperaturen die Überhitzung. Hier gilt es dann, sich an heißen Sommertagen bevorzugt in kühlen Räumen aufzuhalten und leichte Kleidung zu tragen.

Haut – die richtige Pflege

Ein klassisches Symptom bei Parkinson stellt die vermehrte Produktion von Talg dar. Das Gesicht wirkt dann fettig oder ölig, wie eingecremt, der Arzt spricht von dem sogenannten Salbengesicht. Die Ursache dafür liegt in einer erhöhten Freisetzung von bestimmten Hormonen als Folge des Mangels von Dopamin. Wenn die fettige Haut sehr stört, sollten entfettende Seifen eingesetzt werden. Im Extremfall kann es zum Auftreten einer seborrhoischen Dermatitis kommen, einer Hautentzündung der behaarten Kopfhaut und der angrenzenden Regionen im Gesicht, verbunden mit einer oft juckenden Rötung und der Entstehung von gelblichen Schuppen. Dies macht eine dermatologische Therapie notwendig. Manche leiden auch an vermehrt trockener Haut oder Akne. Dann helfen eher neutrale Seifen.

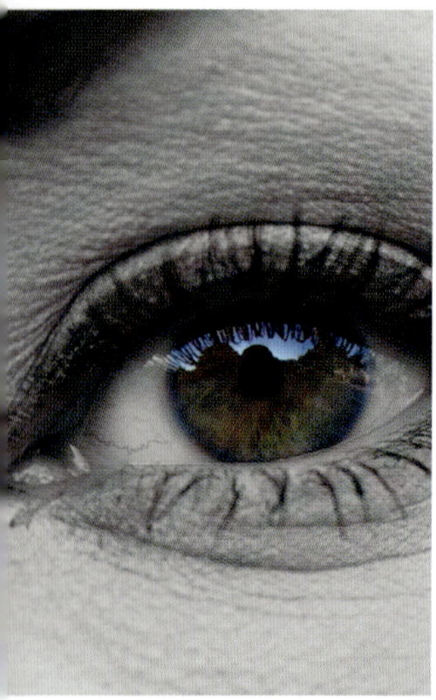

Augen

Parkinson ist meist eine Erkrankung der zweiten Lebenshälfte. Daher empfiehlt sich bei Schwierigkeiten mit dem Sehen immer eine Abklärung beim Augenfacharzt. Bei Routineuntersuchungen sollten Sie die Zeit der besten Medikamentenwirkung für die augenärztliche Untersuchung nutzen.

Was die Ursachen betrifft, so müssen die rein altersbedingten Sehstörungen von den durch Parkinson verursachten oder als Nebenwirkung der Medikamente auftretenden Problemen unterschieden werden.

Trockene Augen entstehen durch eine zu geringe Sekretion von Tränenflüssigkeit, aber auch durch einen verminderten Lidschlag bei Parkinson. Sie führen zu einem Gefühl von Sand in den Augen, morgens weißlich verklebten Lidern, aber auch zu einem Jucken und Brennen oder einer Überempfindlichkeit für Luftzug und kalte Luft mit vermehrtem Tränen der Augen. Dabei besteht die Gefahr einer Hornhautschädigung durch Austrocknen. Um dem zu begegnen, empfiehlt sich die Verwendung von künstlicher Tränenflüssigkeit in Form von Augentropfen. In der Wohnung sollten Sie im Falle einer Verminderung des Sehvermögens unbedingt auf ausreichendes Licht achten, dadurch verbessert sich die Gangsicherheit.

Augenärzte empfehlen, bei Parkinson keine Gleitsichtbrillen zu verwenden. Besser sind separate Brillen für die Nähe und die Ferne.

Wenn Lidkrämpfe auftreten, welche das Öffnen der Augen erschweren, dann kann im Extremfall die Injektion von Botulinumtoxin helfen.

Bei Augenproblemen sollten Sie Medikamente vermeiden, welche die Tränensekretion und die Akkomodation (das Scharfstellen) der Augen beeinträchtigen können.

Nasenlaufen

Das störende Nasenlaufen tritt bei bis zu 50 % aller Parkinson-Patienten auf. Es wird häufig verstärkt beim Essen. Immer ein Taschentuch mitzuführen klingt vielleicht banal, soll hier aber trotzdem nicht unerwähnt bleiben. Homöopathische Medikamente werden gerne verwendet. Abschwellende Nasentropfen können Erleichterung bringen, sollten aber nicht mehr als einige Tage hintereinander verwendet werden, weil sie bei dauerhaftem Einsatz die Nasenschleimhaut schädigen können.

UMGANG MIT SPEZIELLEN PARKINSON-SYMPTOMEN

Gewichtsveränderungen

Bei Parkinson kann es sowohl zu einem Gewichtsverlust als auch zu einer Gewichtszunahme kommen. Der Gewichtsverlust entsteht durch Appetitverlust, Schwierigkeiten bei der Nahrungsaufnahme durch verminderte Beweglichkeit, erschwertes Schlucken, zum Teil aber auch durch eine ständige Bewegungsunruhe mit erhöhtem Kalorienverbrauch. Als erste Maßnahme sollten Sie in einem solchen Fall auf häufigere und kleinere Mahlzeiten umsteigen und den Kaloriengehalt der Nahrung erhöhen. Bei Bewegungsunruhe hilft oft eine bessere Einstellung der Medikamente.

Bei Gewichtszunahme muss unterschieden werden zwischen einer Steigerung des Körperfettes durch verminderte körperliche Aktivität, Heißhungerattacken oder der Nebenwirkung von bestimmten Medikamenten (z.B. Antidepressiva) und einer vermehrten Flüssigkeitseinlagerung im Gewebe als Nebenwirkung von Dopamin-Agonisten (wie etwa Pramipexol). Im ersteren Fall empfiehlt sich eine Diätberatung in Verbindung mit vermehrter körperlicher Bewegung und eine Überprüfung der eingenommenen Medikamente. Im zweiten Fall sollte Ihre Medikation umgestellt werden.

Bewegungsunruhe

Bewegungsunruhe und überschießende Bewegungen (Hyperkinesien) bzw. fehlerhaft gesteuerte Bewegungen (Dyskinesien) treten nicht selten in späteren Stadien von Parkinson auf und sind Folge eines erhöhten Medikamentenspiegels (die sogenannten Peak-dose-Dyskinesien). Diese werden entweder durch Reduktion der Dosis von L-Dopa oder durch eine Umverteilung der Dosierung behandelt. Wenn dies nicht ausreicht, sollte auf eine kontinuierliche Verabreichung der Medikamente mittels Pflaster oder Pumpe gewechselt werden.

Schmerzen

Die bei Parkinson sehr häufig auftretenden Schmerzen des Bewegungsapparates erfordern ein multimodales Vorgehen: Die Einnahme der Parkinson-Medikamente muss optimiert werden. Zusätzlich sind Bewegungstherapie und physikalische Maßnahmen (wie zum Beispiel Moorpackungen oder heiße Bäder) und eventuell Schmerzmedikamente hilfreich. Zu Beginn sollte eine sorgfältige ärztliche Abklärung stehen, um die genauen Ursachen zu eruieren.

Vermeiden Sie Stürze

Der Vorbeugung von Stürzen kommt eine hohe Bedeutung zu, führen sie doch nicht selten zu Verletzungen, Knochenbrüchen und in der Folge zu längerer Bettlägerigkeit.

Reduzieren Sie die Verletzungsgefahr durch die Adaptation Ihrer Wohnung: Lassen Sie Haltegriffe im Bad einbauen, statten Sie Treppen mit Handläufen aus, am besten links und rechts. **Entschärfen Sie Stolperfallen:** Stellen Sie die Möbel strategisch auf, sodass Sie sich bei Bedarf daran entlanghanteln können.

Entfernen Sie rutschige Teppiche oder verwenden Sie eine rutschfeste Unterlage. Räumen Sie alle Möbelstücke weg, über die Sie stolpern könnten. Türschwellen sollten nach Möglichkeit eingeebnet werden. Vermeiden Sie es, Gegenstände, Taschen, Bücher etc. auf dem Boden herumliegen zu lassen. Sorgen Sie für ausreichende Beleuchtung und schalten Sie bei Dämmerung immer das Licht ein.

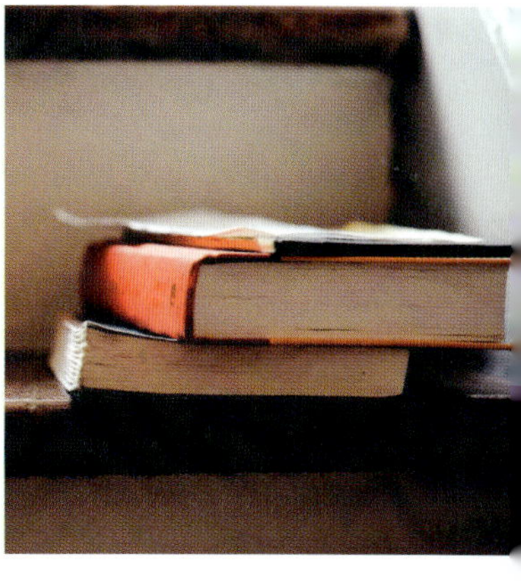

Genauso große Bedeutung wie der Vermeidung von Stolperfallen kommt der **körperlichen Kräftigung** und dem regelmäßigen Training zu: Jeder Betroffene sollte eine Physiotherapie mit **Gang- und Gleichgewichtstraining** durchführen. Dazu zählt das gezielte Üben von Ausfallschritten, um im Fall der Fälle gerüstet zu sein, wenn das Gleichgewicht doch einmal kurz nachlässt. Nachgewiesen ist auch der Effekt von Tai-Chi und Qigong zur Sturzprophylaxe.

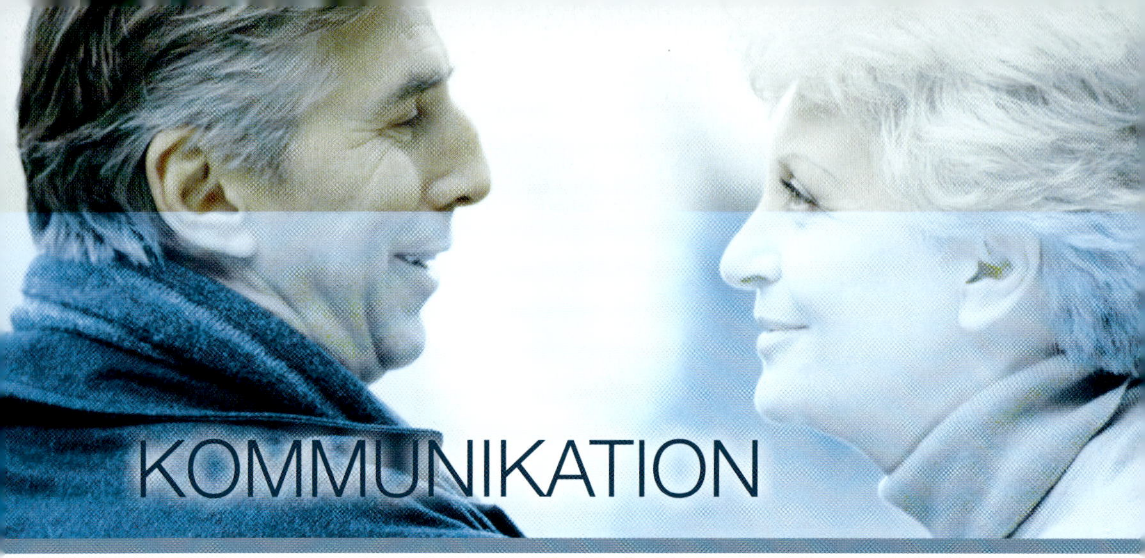

KOMMUNIKATION

Sprechen und Stimme

Wenn die Stimme im Verlauf der Parkinson-Krankheit leiser und das Sprechen immer undeutlicher wird, dann sollten Sie bewusst Gegenmaßnahmen ergreifen: Regelmäßiges lautes Lesen, bewusstes Artikulieren und vielleicht sogar ein Sprechtraining, etwa im Rahmen einer Ergotherapie, können in diesem Fall hilfreich sein.

Tipps:

- Lesen Sie einmal am Tag für einige Minuten sich selbst oder anderen laut vor.
- Versuchen Sie mehrmals pro Tag Ihre Worte klar und deutlich auszusprechen.
- Modulieren Sie beim Sprechen bewusst die Lautstärke, das heißt, sagen Sie die Worte einmal laut und einmal leise.
- Singen Sie, zum Beispiel einen alten Schlager.
- Vereinbaren Sie ein paar Stunden bei einem Logopäden.

Lesen und Schreiben

Eine helle Leselampe macht das Lesen und Schreiben weniger anstrengend. Beim Lesen kann es auch hilfreich sein, mit dem Finger unter der Zeile mitzufahren, um die Augen zu führen. Häufig sind nämlich die sogenannten Sakkaden verlangsamt, also die raschen Folgebewegungen der Augen. Wenn das

Schriftbild immer kleiner wird, dann hilft manchmal ein bewusst langsames und größeres Schreiben. Auch hier ist gutes Licht notwendig, weil es die visuelle Kontrolle der Schriftgröße erleichtert.

Tipps:

- Verwenden Sie helles Licht beim Lesen und Schreiben.
- Versuchen Sie, die Koordination Ihrer Hand beim Schreiben zu üben.
- Versuchen Sie, an der Klarheit Ihrer Schrift zu arbeiten.
- Schreiben Sie langsam und große Buchstaben.

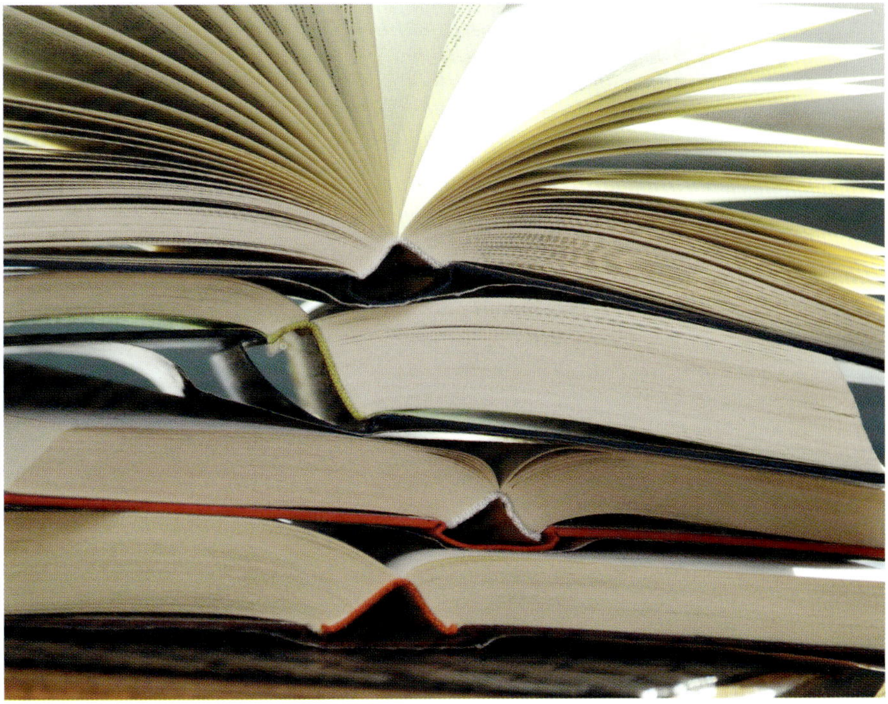

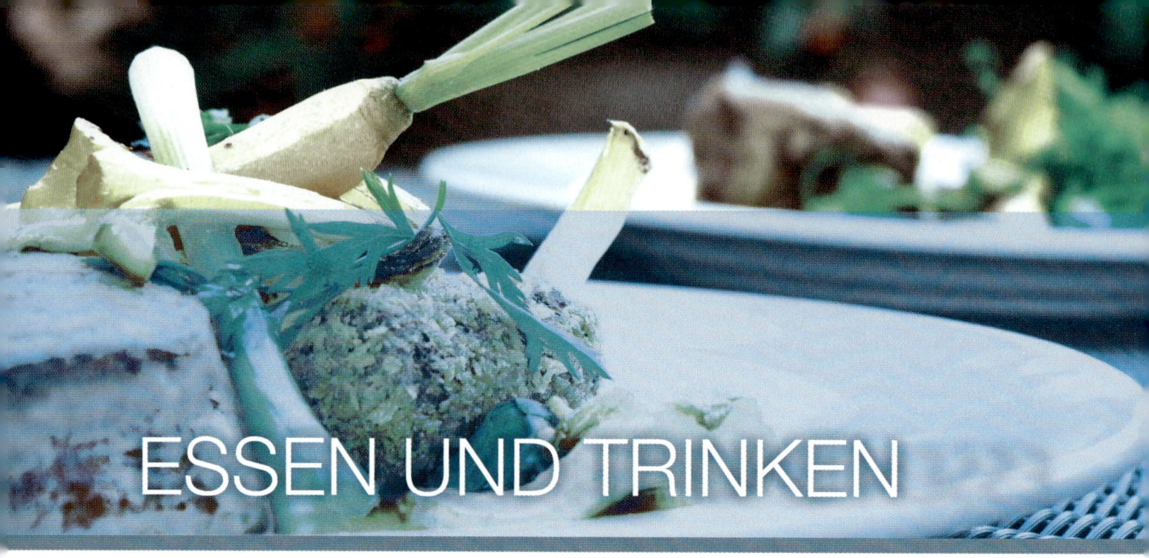

ESSEN UND TRINKEN

Nehmen Sie sich genügend Zeit zum Essen. Sitzen Sie aufrecht, mit beiden Beinen fest auf dem Boden. Nehmen Sie kleine Bissen in den Mund. Konzentrieren Sie sich auf jeden einzelnen Schritt des Kauens und Schluckens. Schieben Sie den Nahrungsbrei bewusst nach hinten. Beim Schlucken neigen Sie den Kopf leicht nach vorne. Trinken Sie genügend Flüssigkeit zum Essen oder verwenden Sie Sauce, um den Schluckvorgang zu erleichtern.
Bewusstes gutes Kauen und Einspeicheln der Nahrung erleichtern den Schluckvorgang und verbessern die Verdauung. Schlucken Sie bewusst mehrmals nach, auch wenn der Mund schon leer ist.

Bleiben Sie anschließend noch mindestens eine halbe Stunde sitzen bzw. in aufrechter Position, um ein Zurückfließen (Reflux) des Speisebreis vom Magen über die Speiseröhre in die Atemwege beim Liegen zu vermeiden. Dies kann zu Sodbrennen, Kratzen im Hals, Heiserkeit und im Extremfall zu einer Lungenentzündung führen.

Was tun bei einem Hustenanfall?

Wenn Sie beim Essen einen starken Hustenanfall erleiden, der nicht aufhört, dann versuchen Sie einen Löffel Apfelmus zu schlucken. Seine kühle und weiche Konsistenz kann Ihren irritierten Rachen beruhigen. Sollten Sie während des Schluckens einen Erstickungsanfall erleiden, dann schließen Sie Ihren Mund, versuchen Sie durch die Nase zu atmen und sich erst einmal zu beruhigen. Dieser eine ruhige Atemzug kann eine Panik vermeiden, sodass Sie wieder normal atmen können.

Bitten Sie ein Familienmitglied oder die Sie betreuende Person, das sogenannte Heimlich-Manöver zu erlernen. Dieses wird eingesetzt, wenn ein Bissen buchstäblich im Halse stecken bleibt. Dabei umfasst der Helfer von hinten den Brustkorb des Betroffenen ganz unten und drückt ruckartig die Arme zusammen, sodass ein forcierter Luftstoß nach oben den feststeckenden Bissen nach oben schiebt und die Atemwege wieder befreit.

Ballaststoffe und ausreichend Flüssigkeit

Bei Dopamin-Mangel verlangsamt sich alles, auch die Verdauung. Achten Sie daher auf ausreichende Zufuhr von Flüssigkeit und Ballaststoffen. Zwei bis drei Liter Flüssigkeit pro Tag, dazu eine vollwertige Ernährung mit viel Obst und Gemüse sowie Vollkornprodukten sind empfehlenswert.

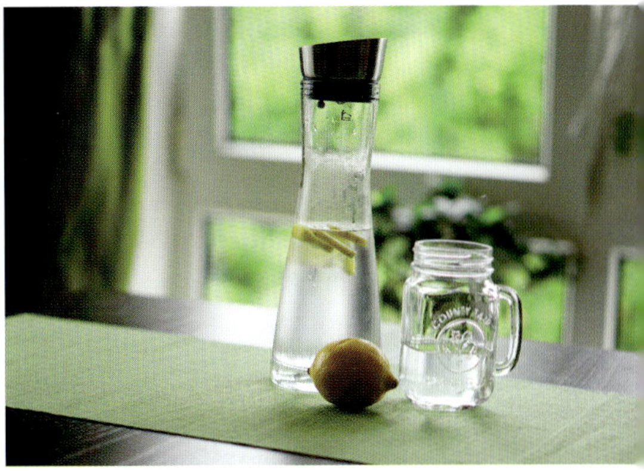

Eiweißgehalt in späteren Stadien reduzieren

Bei starken Fluktuationen in späteren Stadien von Parkinson kann es hilfreich sein, den Eiweißgehalt in der Nahrung zu reduzieren, um die Aufnahme von L-Dopa, das ja mit Proteinen im Dünndarm um die Aufnahme konkurriert, zu fördern.

MEDIZINISCHE TIPPS

Alkohol, Kaffee und andere Genussmittel

Darf man als von Parkinson Betroffener Alkohol trinken? Gegen geringe Mengen, ein/zwei Achterl Wein oder ein Bier, ist sicher nichts einzuwenden. Alkohol in größeren Mengen beeinträchtigt bekanntlich die Koordination und kann die Sturzgefahr erhöhen. Manche berichten, dass sich das Zittern nach Konsum von Alkohol etwas bessert. Dies trifft möglicherweise zu und hat mit der enthemmenden, beruhigenden Wirkung des Alkohols zu tun. Daraus lässt sich aber keine generelle Empfehlung ableiten.

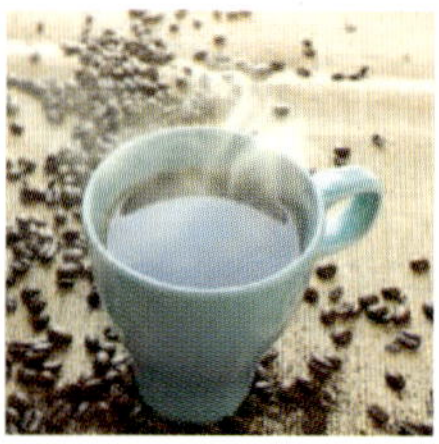

Auch gegen Kaffee und Tee, in Maßen genossen, gibt es nichts einzuwenden. Allerdings können Koffein und Teein das Zittern und die Muskelanspannung verstärken.

Nikotin dürfte nach mehreren Studien die Parkinson-Symptomatik verbessern und könnte helfen, die notwendige Dosis von L-Dopa zu senken. Auch erkranken Raucher statistisch gesehen seltener an Parkinson. Aufgrund der extrem schädlichen Nebenwirkungen des Rauchens kann natürlich hier keine Empfehlung dazu ausgesprochen werden. Die Verwendung von Nikotinpflastern hat bisher jedenfalls noch nicht Eingang in die Therapieempfehlungen gefunden.

Wie Sie mit starkem Tremor sicher essen

Wenn die Feinmotorik das Greifen schon beeinträchtigt, dann erleichtern verstärkte, also dickere Besteckgriffe das Hantieren mit Löffel, Messer und Gabel erheblich. Es gibt auch spezielle Löffel, welche das Zit-

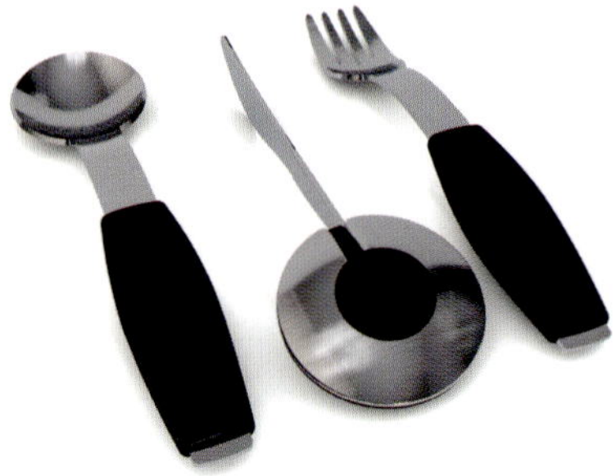

tern bei Parkinson ausgleichen. Eine rutschfeste Unterlage für Teller und Trinkglas vermindert die Gefahr, dass das Essen über den ganzen Tisch geschleudert wird.

Kalzium und Sonnenlicht zur Vorbeugung von Osteoporose

Beugen Sie der Entstehung einer Osteoporose vor, indem Sie ausreichend kalziumreiche Nahrungsmittel oder Nahrungsergänzungsmittel zu sich nehmen. Sonnenlicht fördert die Bildung von Vitamin D und hebt die Stimmung.

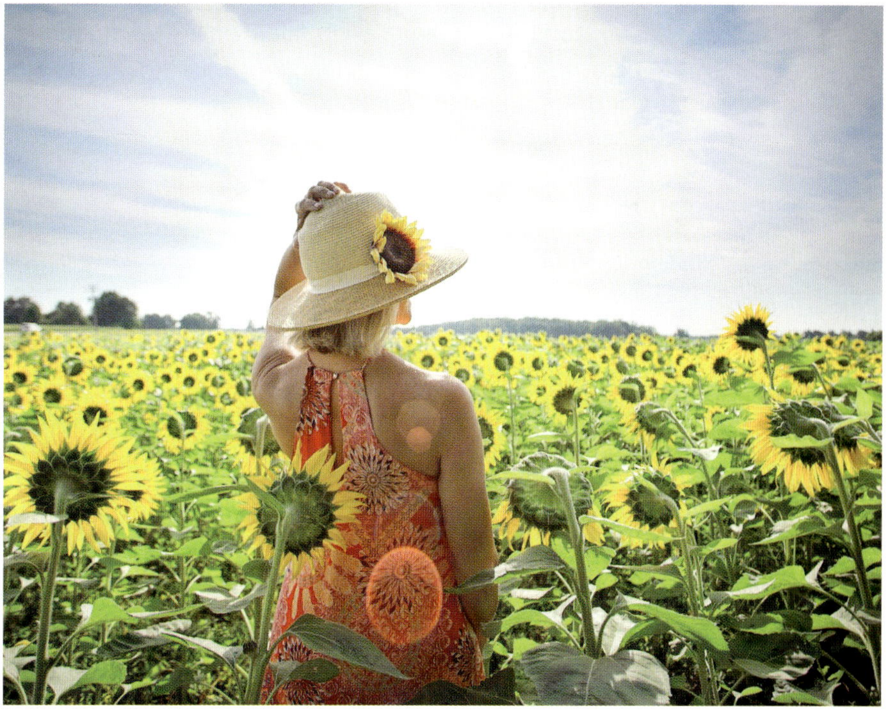

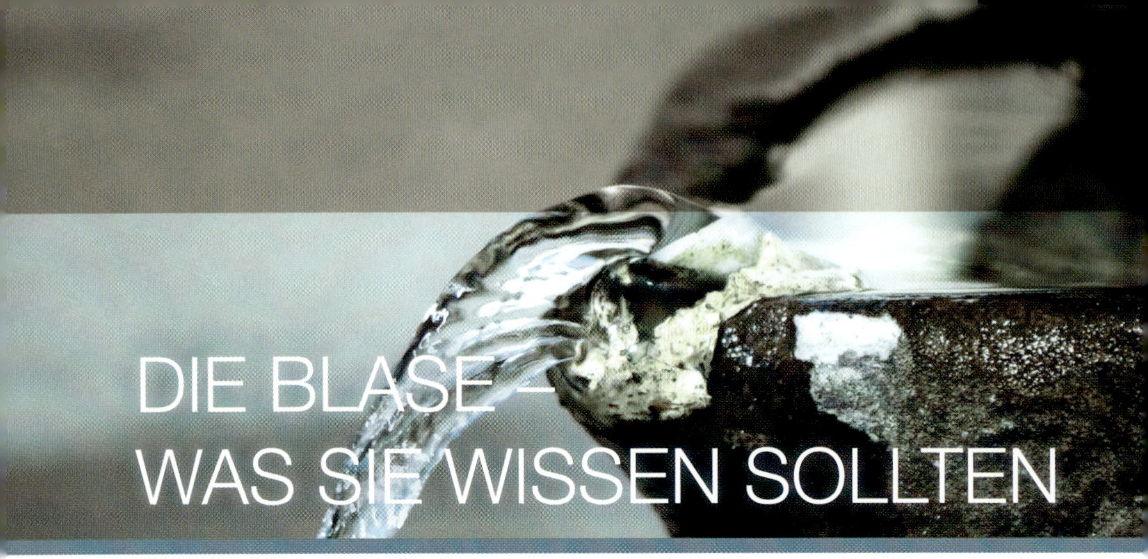

DIE BLASE – WAS SIE WISSEN SOLLTEN

DIE BLASE – WAS SIE WISSEN SOLLTEN

Probleme mit der Blasenentleerung sind häufig und zählen zu den unangenehmeren nicht motorischen Symptomen. Etwa 50 % aller Parkinson-Patienten leiden an Funktionsstörungen der Harnblase. Diese nehmen im Verlauf der Erkrankung eher zu. Sie können auftreten als Folge der Erkrankung selbst oder auch als Nebenwirkungen bestimmter Medikamente. Schwierigkeiten mit der Blasenentleerung sollten immer ärztlich, das heißt urologisch bzw. gynäkologisch, abgeklärt werden. Es gibt nämlich eine Reihe von anderen, nicht parkinsonbedingten Ursachen, die gezielt behandelt werden müssen. Bei Männern im höheren Lebensalter kommt es häufig zu einer Vergrößerung der Prostata, die zu erschwertem Harnlassen, schwachem Strahl und der Bildung von Restharn mit der Gefahr von Harnrückstau in die Nieren und chronischen Blasenentzündungen führen kann. Bei Frauen treten Harnwegsinfekte aufgrund der kürzeren Harnröhre häufiger auf. Auch kann die Kontinenz als Folge von Geburtstraumen und Senkung der inneren Organe beeinträchtigt sein.

Welche Störungen der Blasenentleerung können vorkommen?

Eine sogenannte neurogene Blasenentleerungsstörung führt zu häufigem Harndrang mit geringen Harnmengen (Pollakisurie). Sie entsteht durch eine Überaktivität des Muskels in der Blasenwand (Detrusor), der für die Blasenentleerung zuständig ist. Wenn dieser unwillkürlich aktiviert wird, kommt es zum plötzlichen Auftreten von Harndrang bis zum unabsichtlichen Harnverlust. Die Blasenentleerung ist dann möglicherweise nicht vollständig, sodass als zusätzliches Problem Restharn in der Blase bleibt. In diesem Restharn können sich leicht Bakterien vermehren, was zu immer wiederkehrenden Harnwegsinfekten führen kann. Außerdem könnte es zu einer Aufstauung von Harn bis zur Schädigung der Niere kommen. Zusätzlich tritt nachts ein vermehrter Harndrang auf (Nykturie), der den Schlaf empfindlich stören kann. Die Überaktivität des Blasenmuskels wird medikamentös behandelt durch sogenannte Anticholinergika, welche die Aktivität der glatten Muskulatur hemmen und dadurch den häufigen Harndrang reduzieren sowie die Kapaziät der Blase erhöhen. In Verwendung stehen z.B. Trospium (Spasmolyt) und Tolterodin (Detrusitol). Als Alternative steht die Injektion von Botulinum-Toxin in den Blasenmuskel zur Verfügung.

Häufig ist die Kontinenz beeinträchtigt. Der Urologe unterscheidet dabei die sogenannte **Dranginkontinenz**, bei der es zu einem plötzlich auftretenden massiven Harndrang kommt, von der **Belastungs- oder Stressinkontinenz**, wo ein vorübergehend erhöhter Druck auf die Blase, z.B. beim Husten, Heben, Bücken oder körperlicher Anstrengung, zum Verlust kleiner Mengen von Harn führt. Praktische Hilfsmittel wie das Tragen von Einlagen stehen zur Verfügung. Manchmal hilft auch die vorübergehende Reduktion der Flüssigkeitszufuhr, wenn man anschließend etwas vor hat.

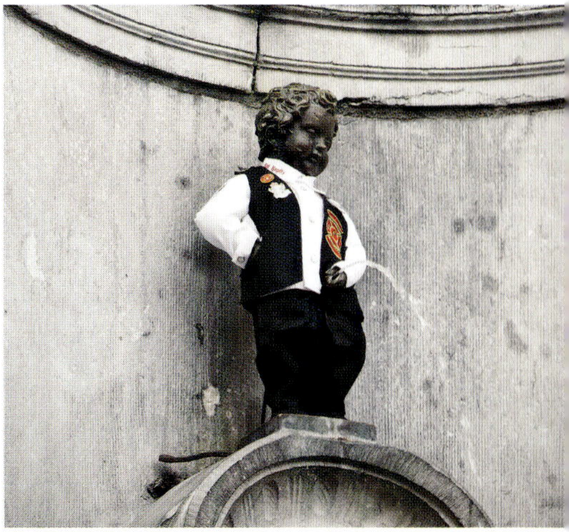

Nicht selten tritt auch eine Schwäche des Harnstrahles oder eine verzögerte Entleerung bis zur unvollständigen Entleerung der Blase auf. Dies lässt sich zurückführen auf eine Überaktivität des Schließmuskels am Blasenausgang, der sich während der Entleerung der Blase nicht richtig öffnen kann.

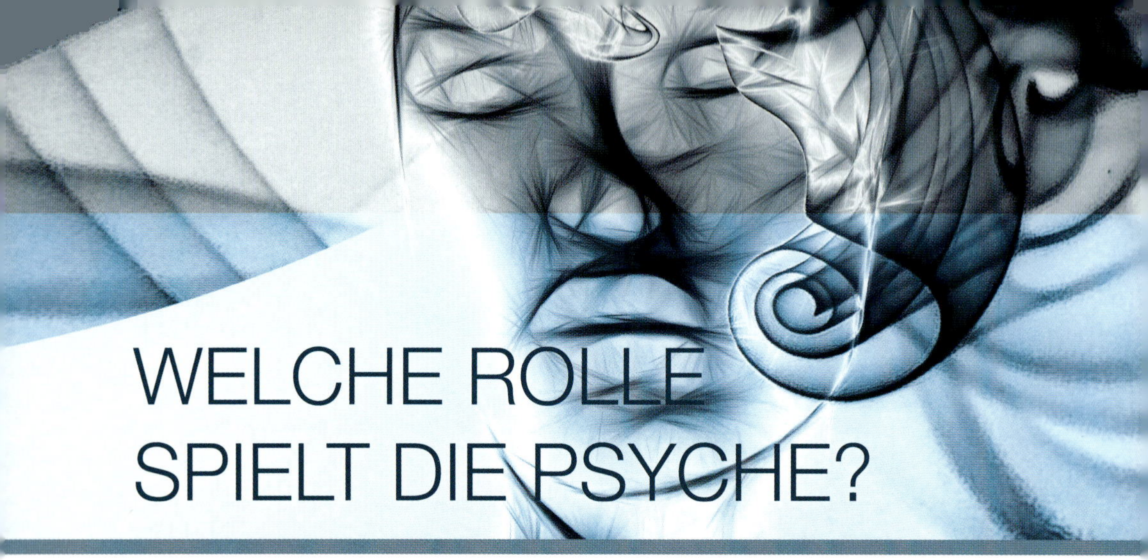

WELCHE ROLLE SPIELT DIE PSYCHE?

WELCHE ROLLE SPIELT DIE PSYCHE?

Körper und Seele bilden aus heutiger Sicht eine untrennbare Einheit. Meine Erfahrung zeigt, dass die Parkinson-Krankheit deutlich besser verläuft bei Menschen, die mit einer positiven, anpackenden Einstellung damit umgehen.

Natürlich können auch psychische Veränderungen als Folge der Parkinson-Erkrankung auftreten. Dazu zählen die schon erwähnten Depressionen, Störungen der Wahrnehmung und des Denkens, Ängste, Schlafstörungen. Im weiteren Verlauf kann es auch zum Auftreten von Gedächtnisstörungen kommen, im Extremfall bis zur Demenz, manchmal auch zu Psychosen mit Wahnvorstellungen, Delir und Halluzinationen.

Schlaf

Bis zu 90 % der an Parkinson Erkrankten leiden an Schlafstörungen. Die Ursachen sind vielfältig. Wir unterscheiden Einschlafstörungen und Durchschlafstörungen sowie die Kombination davon. Die eingeschränkte Beweglichkeit kann es erschweren, die richtige Position beim Liegen im Bett zu finden. Der Rigor und die nächtliche Medikamentenpause können zu Schmerzen des Bewegungsapparates führen. Aufgrund der Bewegungsarmut wird das Umdrehen im Bett oft zur Herausforderung. Häufiger Harndrang unterbricht die Nachtruhe und zwingt zum Aufstehen, um die Toilette aufzusuchen.

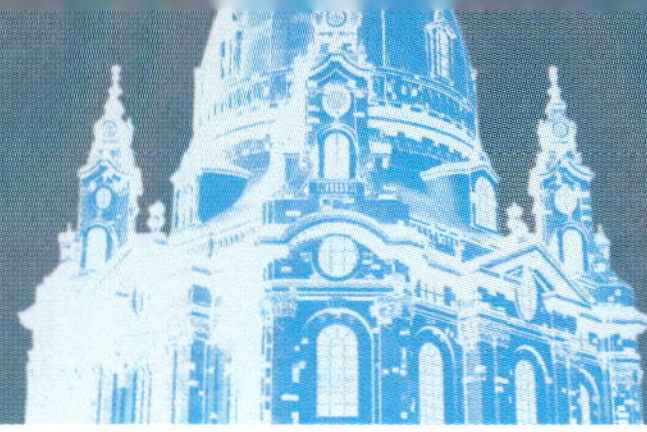

Bei Schlafstörungen ist ein ausführliches Gespräch mit dem Arzt wichtig, um die Ursache herauszufinden. Einschlafstörungen lassen sich oft schon durch kleinere Maßnahmen bessern, wie ein täglich einzuhaltendes Ritual vor dem Schlafengehen, gutes Lüften des Schlafzimmers, am Abend nur eine kleine Mahlzeit einnehmen und die Aktivitäten in den späten Abendstunden reduzieren. Auch der Fernseher gehört aus dem Schlafzimmer verbannt. Manchen hilft es auch, vor dem Einschlafen noch ein wenig zu lesen.

Bei einem nächtlichen Abfall des Medikamentenspiegels könnte die Verabreichung eines Präparates mit verzögerter Freisetzung für einen kontinuierlichen Spiegel sorgen und die Beschwerden lindern. Das Umdrehen im Bett gelingt leichter mit Bettzeug und Pyjama aus Satin oder Seide. Bei nächtlichem Harndrang sollte man die Trinkmenge vom Abend vorverlegen und besser über den gesamten Tag verteilen. Eine große Hilfe kann auch eine Harnflasche neben dem Bett bedeuten.

REM-Schlaf-Verhaltensstörung

Eine besondere Form der Schlafstörung ist die sogenannte REM-Schlaf-Verhaltensstörung. REM steht für „rapid eye movement", jene Schlafphase, bei der lebhafte Träume auftreten und sich die Augen mitbewegen. Normalerweise bleibt dabei die Muskulatur der Extremitäten stillgelegt, damit verhindert das Gehirn, dass man sich bewegt, weil man die Trauminhalte auslebt. Bei der REM-Schlaf-Verhaltensstörung ist diese schlafbedingte Hemmung der Muskelaktivität jedoch teilweise aufgehoben und der Betroffene bewegt sich mit seinen Träumen. Es kann passieren, dass er um sich schlägt und im Extremfall sich dabei selbst oder den danebenliegenden Partner verletzt. Diese Form der Schlafstörung tritt bei Parkinson häufiger auf, oft schon lange bevor die Krankheit sich überhaupt bemerkbar macht. Sollten diese nächtlichen Bewegungen sehr stören, besteht die Möglichkeit der Behandlung mit bestimmten Schlafmitteln aus der Gruppe der Benzodiazepine oder mit Melatonin.

WELCHE ROLLE SPIELT DIE PSYCHE?

Einschlafattacken

Einschlafattacken, also ein plötzliches und unwillkürliches Einschlafen, können sich gefährlich auswirken, insbesondere beim Lenken eines Fahrzeuges oder dem Bedienen einer Maschine. Sie können auftreten als Folge der Einnahme bestimmter Medikamente, nämlich der Dopamin-Agonisten (z.B. Pramipexol, Ropinirol, Rotigotin). Sollten Sie davon betroffen sein, sprechen Sie darüber unbedingt mit Ihrem Arzt. Er wird das Medikament dann in der Dosis reduzieren oder es überhaupt absetzen.

Denken

Die Verlangsamung betrifft nicht nur die Beweglichkeit des Körpers, sie kann sich auch auf das Denken auswirken. Die sogenannte Umstellungsfähigkeit, also das rasche Sich-Einstellen auf neue Gegebenheiten, sowie das Abrufen von Erinnerungen können dadurch beeinträchtigt werden. Die Reaktionsfähigkeit, die Entschlusskraft, die Aufmerksamkeit werden verlangsamt. Der Neurologe spricht hier von einer „Bradyphrenie" und meint damit eine generelle Verlangsamung aller kognitiven Vorgänge. Diese lässt sich bessern durch die richtige Medikation. Zusätzlich ist ein regelmäßiges kognitives Training empfehlenswert. Halten Sie also Ihre kleinen grauen Zellen auf Trab!

Depression

Bis zu einem Drittel der von Parkinson Betroffenen haben mit klinisch signifikanten Depressionen zu kämpfen. Diese können an Intensität und Ausprägung wechseln und schwanken, indem sie in den Off-Phasen deutlich stärker hervortreten. Die Ursache dafür liegt einerseits in den körperlichen Einschränkungen, die mit Parkinson selbst verbunden sind, anderseits liegt aber auch eine Störung des Gleichgewichtes der Botenstoffe im Gehirn vor: Dopamin, ein wichtiger Überträgerstoff für Motivation, Antrieb und Freude, aber auch Serotonin, das „Glückshormon", und Noradrenalin, verantwortlich für Antrieb und Energie, werden nur in unzureichendem Ausmaß in den Nervenzellen produziert. Zusätzliche Faktoren, die eine Rolle spielen, sind sozialer Rückzug, Bewegungsmangel, der zunehmende Verlust von Fähigkeiten und Fertigkeiten. Eine weitere Rolle spielen bei Depressionen auch genetische Faktoren, also wenn z.B. jemand in der Familie schon an einer Depression erkrankt war.

Die Betroffenen sind energielos, haben wenig Antrieb, ziehen sich zurück, vermeiden soziale Kontakte. Ihre Stimmung ist herabgesetzt, das Selbstwertgefühl sinkt, die Konzentration leidet, dadurch sinkt auch die Gedächtnisleistung. Freud- und Lustlosigkeit machen sich breit. Starke Ängste können auftreten. Die Gedanken kreisen um das Negative, Gedanken an Selbstmord und den Tod treten häufig auf.

Was können Sie tun, wenn Sie Symptome einer Depression an sich bemerken?

Mehrere Maßnahmen sind zu empfehlen:

- Zuerst sprechen Sie mit Ihrem Arzt. Die richtige Einstellung der Parkinson-Medikamente kann eine Depression deutlich bessern. Zusätzlich können antidepressive Medikamente zum Einsatz kommen, welche den Spiegel der Botenstoffe Serotonin und/oder Noradrenalin im zentralen Nervensystem anheben. Diese wirken allerdings erst nach einer Latenz von zumindest zwei Wochen.
- Zusätzlich wirken psychotherapeutische Maßnahmen wie zum Beispiel die kognitive Verhaltenstherapie.
- Aber auch Sie selbst haben bis zu einem gewissen Grad den Schlüssel gegen Ihre Depression selbst in der Hand: Werden Sie körperlich aktiv, gehen Sie hinaus, unternehmen Sie tägliche Spaziergänge an der frischen Luft, genießen Sie in der kalten Jahreszeit bewusst die Sonne. Werden Sie aktiv gegen den sozialen Rückzug. Suchen Sie bewusst soziale Kontakte. Wenn Sie religiös sind, dann gehen Sie regelmäßig in die Kirche. Werden Sie Mitglied in einer Selbsthilfegruppe. Depressionen lassen sich mit den richtigen Maßnahmen heutzutage gut in den Griff bekommen.

WELCHE ROLLE SPIELT DIE PSYCHE?

Ängste

Angstzustände können bei Parkinson häufiger auftreten. Wir unterscheiden hier realistische Ängste, zum Beispiel dass man beim Ausflug in die Stadt in eine Off-Phase geraten könnte und es dann nicht mehr bis nach Hause schafft, von Angstzuständen ohne einen konkreten Anlass. Dies kann bis zu akuten Panikattacken führen mit Herzklopfen, massiver innerer Unruhe, Schwitzen und Todesangst. An nicht medikamentösen Maßnahmen empfiehlt sich bei starken Ängsten eine kognitive Verhaltens- oder eine Gesprächstherapie beim Psychologen, oft in Verbindung mit einem Entspannungstraining. Sollte dies nicht ausreichen, können Medikamente zur Erhöhung des Serotonin-Spiegels eingesetzt werden.

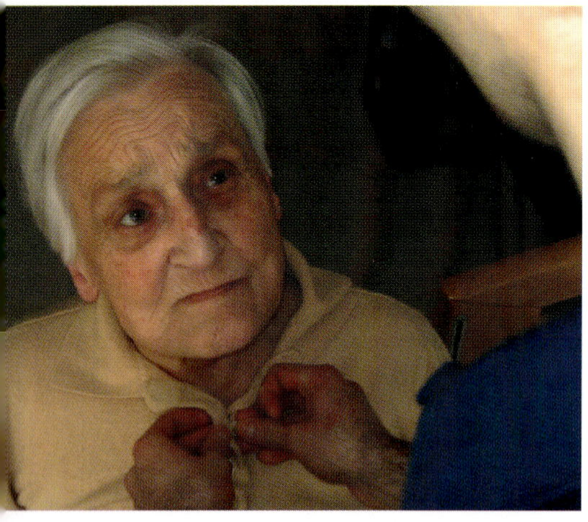

Demenz

Nicht jeder, der an Parkinson erkrankt ist, muss fürchten, eine Demenz zu entwickeln. Das Risiko, an einer Demenz zu erkranken, ist jedoch um das Fünf- bis Sechsfache erhöht im Vergleich zur Durchschnittsbevölkerung. Ab dem Alter von 75 besteht sogar ein Risiko von 50 %. Wenn der Parkinson früh beginnt, also vor dem 40. Lebensjahr, dann scheint eher ein geringeres Risiko zu bestehen.

Wie äußert sich nun eine Demenz bei Parkinson? Im Vordergrund stehen folgende Symptome:

- eine Verlangsamung des Denkens,
- die Einschränkung der Aufmerksamkeit,
- eine verminderte geistige Wendigkeit und
- ein verzögertes Abrufen der Gedächtnisinhalte.

Dazu können

- Halluzinationen und
- Zustände von Desorientiertheit und Verwirrtheit sowie
- Ängste treten.

Bei einigen Sonderformen (nämlich den atypischen Parkinson-Syndromen) kommt es regelmäßig zum Auftreten einer Demenz. Dies trifft auf die sogenannte Lewy-Körperchen-Demenz zu. Dabei besteht die Kombination eines Parkinson-Syndroms vom akinetisch-rigiden Typ mit einer fluktuierenden Demenz, also einer stark schwankenden geistigen Leistungsfähigkeit, verbunden mit komplexen visuellen Halluzinationen. Davon abzugrenzen ist die Parkinson-Demenz, bei welcher laut Definition die Zeichen von Parkinson zuerst auftreten und bei der dann, nach über einem Jahr, auch eine dementielle Entwicklung beginnt.

Wenn eine Demenz festgestellt wird, sollte eine gründliche Durchuntersuchung erfolgen, um andere, möglicherweise behandelbare Ursachen auszuschließen. Dazu zählen eine Schilddrüsenunterfunktion, bestimmte Stoffwechselerkrankungen, ein Mangel an Vitaminen, der Missbrauch von Alkohol oder Medikamenten, eine Steigerung des Hirndrucks im Rahmen einer Abflussstörung des Nervenwassers (Liquor cerebrospinalis), eines subduralen Hämatoms oder eines Hirntumors.

Wurde eine Demenz diagnostiziert, dann kann mit Hilfe der Einnahme von sogenannten Antidementiva eine gewisse Verbesserung der Beschwerden erzielt werden. Dazu zählen Gingko biloba, welcher häufig bei leichten kognitiven Beeinträchtigungen verordnet wird, Anticholinergika, die bei leichten bis mittelschweren Demenzen eingesetzt werden, und Memantin, welches die Wirkung des Überträgerstoffes Glutamat im Gehirn hemmt. Zusätzlich empfiehlt sich eine Ergotherapie mit Gedächtnistraining, um die vorhandenen geistigen Ressourcen voll auszuschöpfen und so gut wie möglich zu erhalten. Dazu gehören außerdem regelmäßige körperliche Bewegung und eine gesunde vollwertige Ernährung sowie eine ausreichende Flüssigkeitszufuhr. Weiters sollte unbedingt die soziale Unterstützung für den Alltag organisiert werden mit Heimhilfe, Haushaltshilfe bis hin zur Hauskrankenpflege. Ein Ansuchen um Pflegegeld sollte spätestens dann gestellt werden.

Psychose

Bei einer Psychose im Rahmen von Parkinson handelt es sich um meist akut auftretende psychische Symptome mit Wahncharakter oder/und Halluzinationen. Sie können auch vorkommen in Verbindung mit einer Demenz, als akute Entzugssymptomatik von Alkohol oder bestimmten Medikamenten, aber auch bei einer Überdosierung von Parkinson-Medikamenten, insbesondere L-Dopa. Aus diesem Grund – und um Überdosierungen zu vermeiden – ist es unbedingt notwendig, dem behandelnden Arzt die korrekte Dosis mitzuteilen. Führen Sie immer eine Liste Ihrer aktuellen Medikamente mit sich – für den Fall der Fälle.

Delir

Dabei handelt es sich um eine Form der Psychose, verbunden mit dem akuten Auftreten von Verwirrtheit und Desorientiertheit, mit zum Teil bizarren Verhaltensmustern.

Halluzinationen

Halluzinationen sind Trugwahrnehmungen, also meist visuelle, aber auch akustische Wahrnehmungen von Dingen, die nicht real existieren. Sie können Anzeichen bestimmter Sonderformen von Parkinson sein, wie zum Beispiel der Lewy-Körperchen-Demenz. Wir unterscheiden unterschiedlich schwere Ausprägungen der Halluzinationen: In den leichteren Fällen kann der Patient noch selbst differenzieren, dass es sich nicht um eine reale Wahrnehmung handelt. In schweren Fällen hält der Betroffene die Trugbilder für real. Angehörige versuchen dann nochmal, dies dem Betroffenen auszureden. Das ist häufig vergeblich.

Halluzinationen können auch als Nebenwirkung der eingenommenen Medikamente, meist L-Dopa, auftreten. In diesem Fall wird Ihr Arzt die Dosis des auslösenden Medikamentes reduzieren. In besonders ausgeprägten Fällen kann er auch ein sogenanntes atypisches Neuroleptikum verordnen, wie zum Beispiel Clozapin (Leponex) oder Quetiapin (Seroquel). Auch der Cholinesterase-Hemmer von Rivastigmin stellt eine Alternative dar. In seltenen Fällen wird auch ein Kompromiss nötig sein zwischen einer zufriedenstellenden Einstellung der Parkinson-Symptome und dem Fortbestehen leichten Halluzinationen, sofern sie den Patienten nicht belasten.

Punding

Dabei handelt es sich um ein zwanghaftes Putzen oder ununterbrochenes Ordnen und Sortieren von Gegenständen. Dies kann als Nebenwirkung der Dopamin-Agonisten auftreten. In diesem Fall wird Ihr Arzt die Dosis des Medikamentes reduzieren. Reicht diese Maßnahme nicht aus, um das Punding zu bessern, wird er das Medikament ganz absetzen.

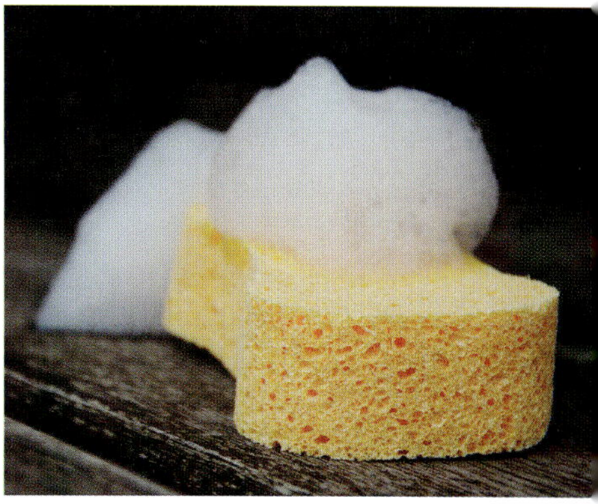

Zwänge

Zwanghaftes Einkaufen, Sammeln oder Glücksspielen kann ebenfalls eine Nebenwirkung von Dopamin-Agonisten sein. In diesem Fall muss das verantwortliche Medikament reduziert oder durch ein anderes ersetzt werden.

Hypersexualität

Eine plötzlich massiv gesteigerte Sexualität mit übersteigertem Konsum von Pornografie, einschlägigen Telefonangeboten oder entsprechender Überstrapazierung der Partnerin tritt meist bei Männern auf. Dies wird häufig erst durch die Partnerin berichtet. Auch das kann als seltene Nebenwirkung von Dopamin-Agonisten auftreten.

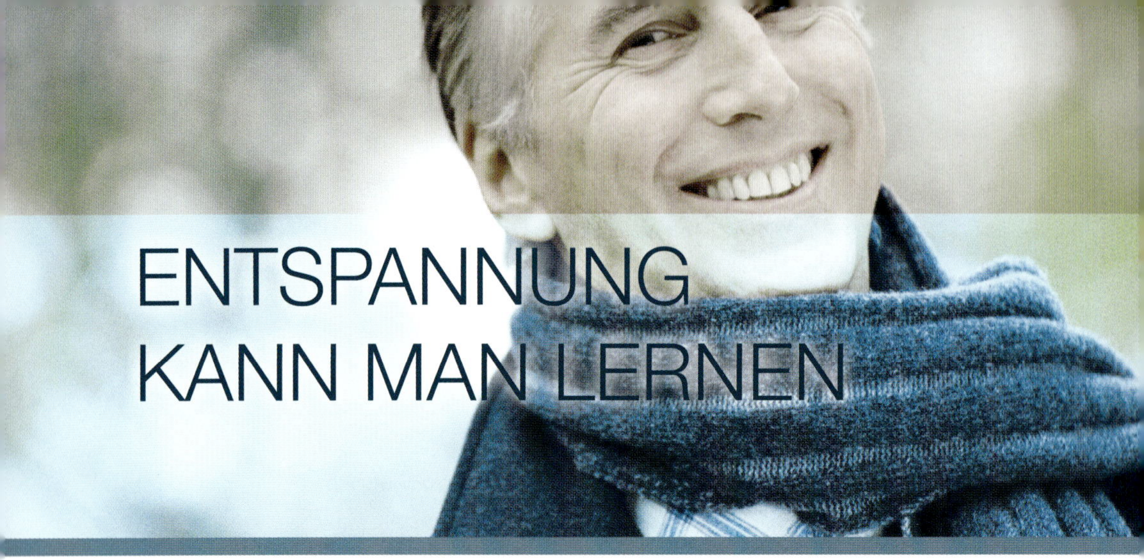

ENTSPANNUNG KANN MAN LERNEN

Stress und Aufregung können die Symptome von Parkinson verstärken. Welche Möglichkeiten stehen Ihnen selbst zur Verfügung, um Ihren Stress im Alltag zu reduzieren und damit die Beschwerden zu verringern?

So kommen Sie zur Ruhe

Nehmen Sie sich genügend Zeit für Tätigkeiten wie Einkaufen oder das Erledigen von Bankgeschäften. Planen Sie den Weg dorthin schon so, dass Sie regelmäßig Pausen einlegen können. Gehen Sie vorher im Geiste alle Schritte durch, die notwendig sind, z.B. beim Einkaufen an der Kasse. Bevor es ans Zahlen geht, versuchen Sie sich noch einmal ganz zu entspannen – zum Beispiel durch kurzes An- und Entspannen der Muskulatur oder einmal tief Ein- und Ausatmen.

Entspannungsmethoden

Durch regelmäßiges Üben einer der heute etablierten Entspannungsmethoden können Sie Ihren Stresslevel senken. Damit können Sie den Muskeltonus, die Muskelsteifigkeit und das Zittern in ansonsten stressigen Situationen reduzieren. Entspannungstraining aktiviert das parasympathische Nervensystem, welches für innere Ruhe und Ausgeglichenheit sorgt. Der Parasympathikus ist der Gegenspieler des sogenannten Sympathikus (Anteil des Nervensystems, der bei Schrecksituationen sofort zum Auftreten von Herzklopfen, Muskelaktivierung, Blutdruckanstieg, Weitstellung der Pupillen führt). Damit bereitet sich der Körper auf die beiden möglichen Reaktionen vor: Kampf oder Flucht. In unserer hektischen Zeit überwiegt bei vielen Menschen der Sympathikus, der uns wach und aktiv macht. Leider kommt dabei das Üben der Entspannungsreaktion zu kurz. Wir können grundsätzlich zwei Gruppen von Übungen unterscheiden:

- Die westlichen Methoden, darunter sind das Autogene Training und die progressive Muskelrelaxation nach Jacobson die bekanntesten, leiten sich im Wesentlichen von den
- fernöstlichen Methoden wie Yoga, Tai-Chi und Qigong ab.

Inzwischen sind alle diese Techniken wissenschaftlich gut untersucht und ihre Wirksamkeit ist belegt, weswegen sie auch in auf die Behandlung psychosomatischer Erkrankungen spezialisierten Kliniken eingesetzt werden. Sie sind hochwirksam zur Linderung von Stress, sie werden aber auch eingesetzt zur Behandlung von Schmerzen wie Migräne oder Spannungskopfschmerz und zur Therapie von Depressionen oder Angstzuständen. Um in einer akuten Stresssituation wirken zu können, ist es aber notwendig, dass man sie vorher regelmäßig geübt hat und sie einem damit sozusagen in Fleisch und Blut übergegangen sind.

In unserer Zeit sollte eigentlich jeder Mensch zumindest eine Entspannungsmethode kennen und regelmäßig üben, um bei den Anforderungen der heutigen Zeit gut gewappnet zu sein. Man erlernt sie am besten in einem Kurs, um sie dann regelmäßig selbständig zu üben.

Autogenes Training

Das Autogene Training wurde zu Beginn des vorigen Jahrhunderts von dem deutschen Psychiater Johannes Heinrich Schultz (1884–1970) entwickelt. Er wurde dazu inspiriert durch bestimmte Übungen aus dem Yoga, welches damals erstmals aus Indien nach Europa gebracht worden war. Beim Autogenen Training legt man sich entweder entspannt auf den Rücken oder man sitzt in der entspannten Haltung eines „Droschkenkutschers" mit nach vorne herabhängendem Kopf. Dabei sagt man sich mit seiner inneren Stimme formelhafte Suggestionen

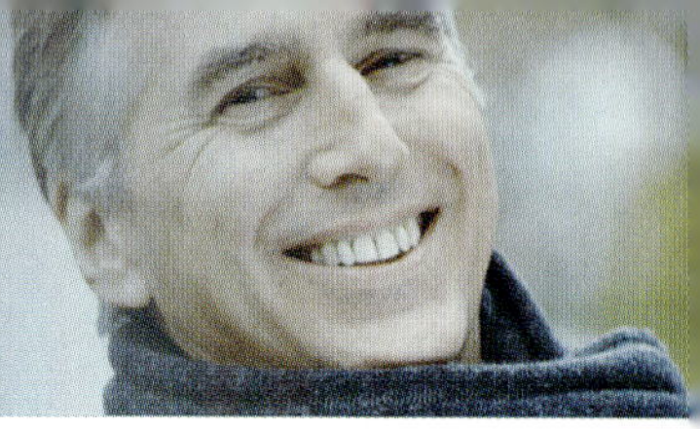

vor, wie zum Beispiel: „Meine Arme und Beine sind ganz schwer. Ich bin ganz ruhig. Mein Sonnengeflecht ist strömend warm. Die Stirn ist angenehm kühl. Ich atme tief und ruhig. Es atmet mich." Diese Formulierungen werden mehrmals wiederholt. Damit tritt bei regelmäßiger Übung ein tiefer Entspannungszustand ein, der sich dann auch wohltuend auf den Alltag auswirkt.

Progressive Muskelentspannung nach Jacobson

Die von dem US-amerikanischen Arzt und Physiologen Edmund Jacobson (1888–1983) Anfang des 20. Jahrhunderts entwickelte sogenannte Progressive Muskelrelaxation nimmt Entspannung wörtlich: Die gezielte Senkung der muskulären Spannung führt zum Auslösen der sogenannten Entspannungsreaktion (Relaxation Response). Zum Üben legt man sich entspannt auf den Rücken und atmet einige Male langsam tief durch. Dann beginnt man damit, die Muskeln des Körpers in einer bestimmten Reihenfolge kurz anzuspannen und dann wieder loszulassen. Dabei geht man systematisch vom Kopf über die Arme und den Stamm bis zu den Beinen vor. Die Methode lässt sich relativ leicht erlernen und umsetzen und eignet sich daher für Einsteiger besonders gut.

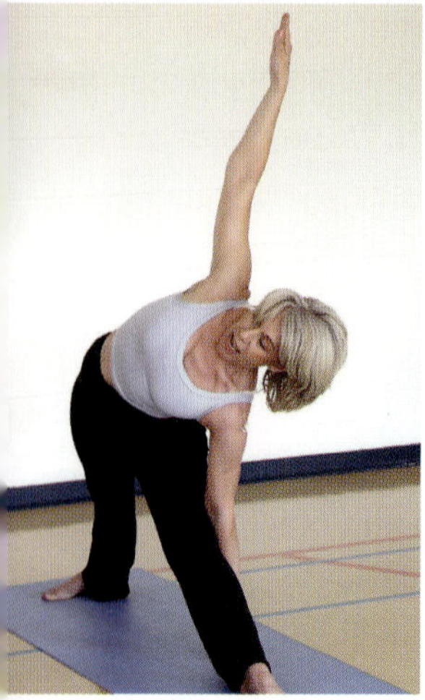

Yoga

Wer für östliche Philosophie etwas übrig hat, ist mit Yoga sehr gut bedient. Es handelt sich um eine hocheffektive Methode. Die Entspannung stellt jedoch nur einen Aspekt dar, zusätzlich wird der ganze Körper gedehnt und gekräftigt, innere Ruhe stellt sich mit der Zeit ein. Der wesentliche Vorteil der Methode ist, dass sie aufgrund der großen Vielfalt der Übungen und ihrer philosophischen Dimension über viele Jahre geübt werden kann und dabei interessant bleibt.

Tai-Chi

Tai-Chi ist ursprünglich eine chinesische Kampfkunst. Es handelt sich dabei um sehr langsam durchgeführte Bewegun-

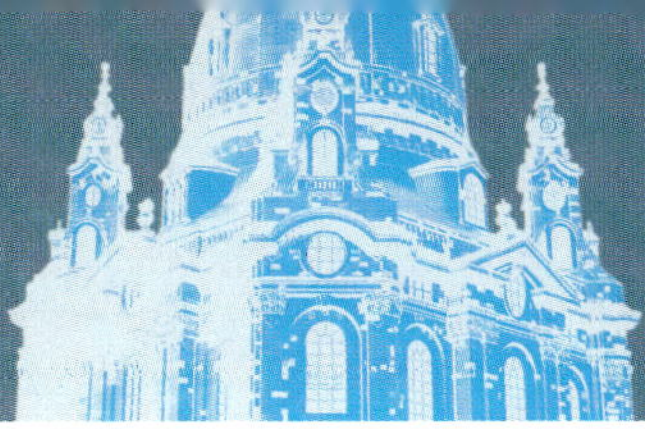

gen, welche einen Kampf gegen einen oder mehrere imaginäre Gegner darstellt. Tai-Chi besitzt eine sehr vielfältige Wirkung auf das Nervensystem, stärkt den gesamte Organismus und dabei auch den Gleichgewichtssinn. Eine gute Methode, um Stürzen vorzubeugen.

Qigong

Qigong ist sozusagen die Schwester von Tai-Chi. In meist langsam durchgeführten Bewegungen stärkt der Übende das Qi, die Lebenskraft. Es ist in seinen Grundzügen leichter zu erlernen als Tai-Chi. Schon Einsteiger empfinden die sanften, sich wiederholenden Bewegungen als sehr angenehm, die entspannenden und kräftigenden Wirkungen sind rasch spürbar. Aber man sollte diese sanften Bewegungen nicht unterschätzen: In der chinesischen Tradition existieren verschiedenste Formen, die in den höheren Stufen auch körperlich sehr anspruchsvoll werden können: Das Qigong der Weisen zur Lebenspflege, das daoistische, religiöse Qigong, das medizinische Qigong zur Heilung von Krankheiten und nicht zuletzt das martialische Qigong, welches den Körper für den Kampf stärken soll.

Meditation

Für den mehr spirituell veranlagten Charakter eignen sich verschiedene Formen der Meditation, westlich kontemplative als auch östliche Methoden, wie z.B. das Zazen.

Eine moderne Version wurde von dem amerikanischen Molekularbiologen Jon Kabat-Zinn (geb. 1944) entwickelt. Die sogenannte Mindfulness-Based Stress Reduction orientiert sich rein an wissenschaftlichen Erkenntnissen, unabhängig von jedwedem religiösen Überbau.

Psychologische Stressbewältigung

Wenn es darum geht, Stress zu reduzieren, können auch bestimmte Methoden der modernen Psychologie herangezogen werden. Beim Stress-Management analysiert der Patient gemeinsam mit einem Coach oder Therapeuten seine individuellen Stressoren und die damit verbundenen Verhaltensmuster. Dadurch gelingt es besser, sie zu entschärfen.

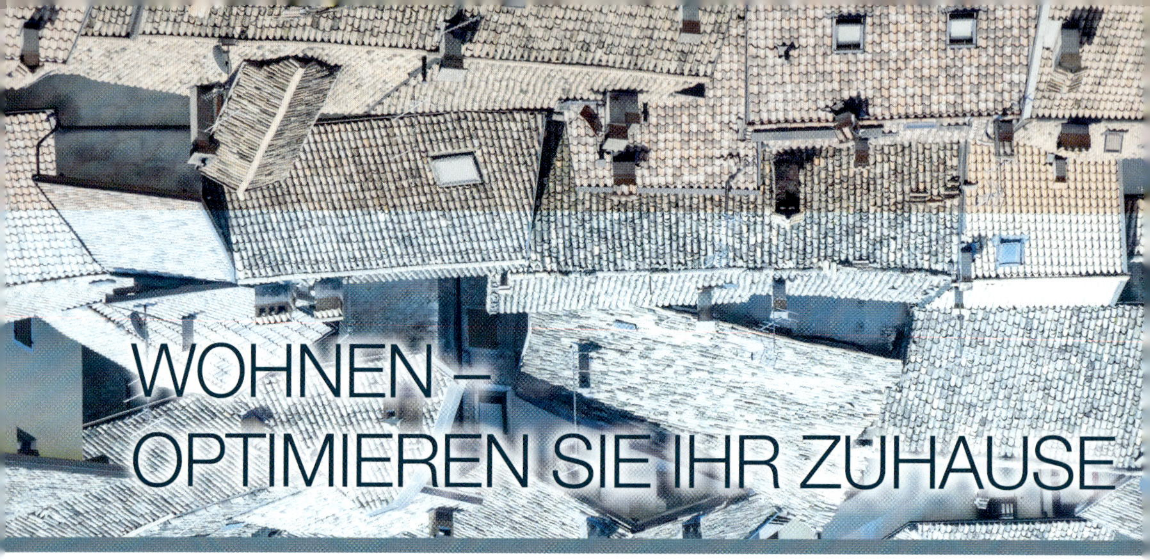

WOHNEN – OPTIMIEREN SIE IHR ZUHAUSE

Mit einigen einfachen Maßnahmen können Sie die Sturzgefahr in Ihrer Wohnung reduzieren und Ihr Heim zu einem sichereren Ort machen.

Möbel

Arrangieren Sie die Möbel so, dass Sie sich im Notfall daran entlang durch die Wohnung hanteln können, falls Sie einmal das Gleichgewicht verlieren sollten. Die Möbel sollten möglichst fixe Beine und keine Rollen haben, da dies mehr Halt bietet. Viele Parkinson-Betroffene verfallen beim Gehen manchmal in immer schnellere Schritte, die sie nicht stoppen können. Da könnte ein Sofa am richtigen Platz den Sturz auffangen helfen.

Entfernen Sie Stolperfallen

Lose Teppiche, Türschwellen, am Boden herumliegende Gegenstände oder Zeitschriften können eine erhebliche Sturzgefahr darstellen. Entfernen Sie solche Stolperfallen, um sich sicher durch Ihre Wohnung bewegen zu können.

Optimieren Sie die Beleuchtung in Ihrer Wohnung

Eine optimale Beleuchtung der Gänge und Wegstrecken in der eigenen Wohnung sowie leicht erreichbare Lichtschalter reduzieren die Gefahr, eine Stolperfalle zu übersehen. Lassen Sie sich im Zweifelsfall von Ihrem Elektriker beraten. Scheuen Sie sich nicht, immer das Licht einzuschalten, wenn Sie nachts einmal

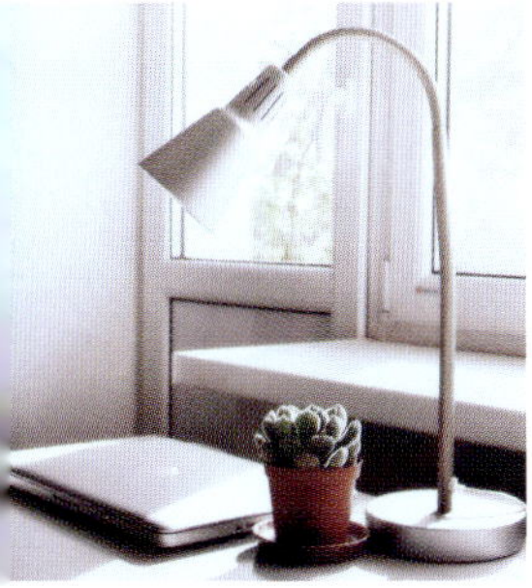

aufstehen müssen. Ersetzen Sie die Lichtschalter durch leichter bedienbare große Kippschalter. Sie können auch Lampen verwenden, z.B. am Nachttisch, die sich durch bloße Berührung ein- und ausschalten lassen. Als hilfreich erweisen sich auch Bewegungssensoren, die das Licht automatisch ein- und ausschalten, sobald sich jemand im Raum bewegt. Das kann nützlich sein an Orten, an denen man sich häufig aufhält oder wo man volle Hände hat, zum Beispiel im Waschraum oder im Keller.

Alltägliche Gegenstände

Lagern Sie Dinge, die Sie täglich brauchen, wie Handtücher, Waschzeug, Haushaltsartikel, Putzzeug, Wäsche in der Höhe zwischen Kopf und Bauch, sodass Sie sich nicht bücken oder überstrecken müssen.

Optimieren Sie Ihr Badezimmer

Ein barrierefreies Badezimmer erleichtert die tägliche Körperpflege wesentlich. Der Boden sollte mit einer rutschfesten Unterlage gesichert werden, um vor dem Risiko des Ausrutschens auf den glatten Fliesen zu schützen. Handgriffe an der Wand bei der Badewanne, in der Dusche oder neben dem WC erleichtern die Bewegungen und verhindern Stürze auf dem nassen Fliesenboden. Es gibt Waschtische mit integrierten Haltegriffen und sogar Toiletten mit speziellen Griffen und einem Nachtlicht. Der Boden der Dusche sollte sich auf demselben Niveau befinden wie der Badezimmerboden, sodass man keine Schwelle übersteigen muss. Ein Sessel in der Dusche verleiht zusätzliche Sicherheit. Auch ein Hocker beim Waschbecken reduziert die körperliche Anstrengung beim Waschen. Ein automatischer Wasserhahn, der startet, sobald man die Hände darunter hält, kann hilfreich sein. Sollte Ihr Temperaturempfinden vermindert sein, dann stellen Sie den Thermostat für Heißwasser auf eine Temperatur von maximal 40 Grad Celsius.

Ein barrierefreies Bad kann dazu beitragen, länger unabhängig von Pflegepersonen zu Hause zu leben.

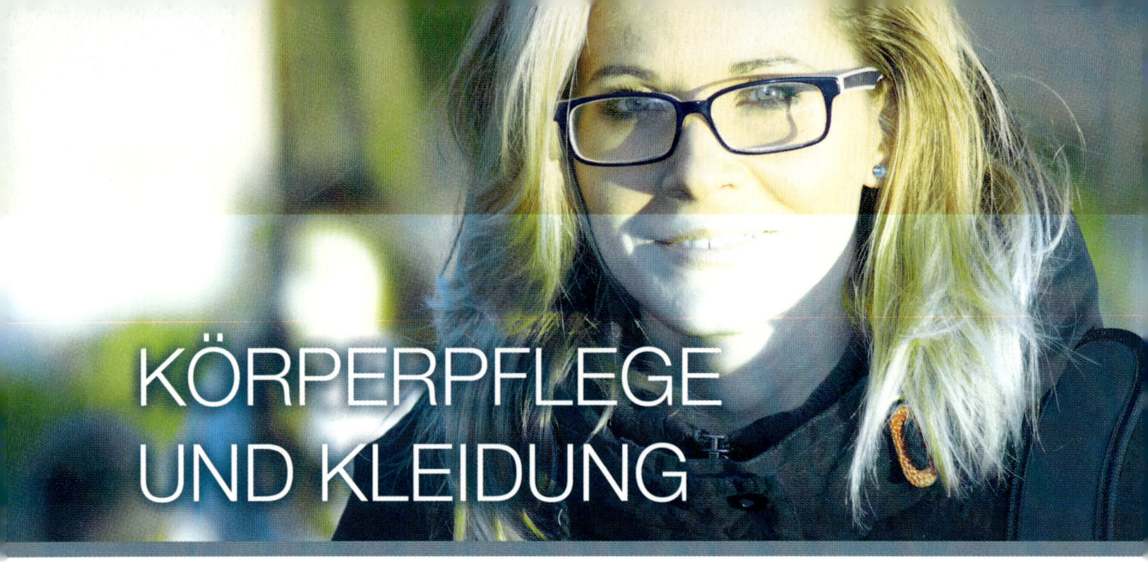

KÖRPERPFLEGE UND KLEIDUNG

Gut aussehen

Wer gut und gepflegt aussieht, fühlt sich auch besser. Daher folgen jetzt ein paar Tipps, wie sich Waschen und Anziehen trotz Parkinson gut durchführen lassen. Die tägliche Körperpflege und das Ankleiden gehen leichter von der Hand, wenn Ihre Medikamente wirken. Verlegen Sie diese Aktivitäten daher in Ihre On-Phasen – jene Phasen, in denen Sie bei guter Beweglichkeit sind. Planen Sie dafür genug Zeit ein, sodass Sie nicht in Eile kommen.

Mit Parkinson sollte man für alle wichtigen Aktivitäten extra Zeit einplanen. Vielleicht möchten Sie ja Ihre Kleidung schon am Vorabend bereitlegen? Wenn Sie beim Stehen schon unsicher sind, dann kleiden Sie sich im Sitzen an.

Über die richtige Adaptierung Ihres Badezimmers mit rutschfesten Unterlagen am Boden, Haltegriffen, einer soliden Sitzgelegenheit und einer behindertengerechten Dusche mit einem Stuhl haben wir schon gesprochen. Wie geht die Körperpflege leichter von der Hand?

Setzen Sie sich auch im Bad auf eine stabile Sitzgelegenheit. Platzieren Sie die Gegenstände, die Sie für die tägliche Körperpflege brauchen, in leicht erreichbarer Höhe. Nehmen Sie sich ausreichend Zeit.

TIPPS UND TRICKS FÜR DEN ALLTAG

Verwenden Sie zum Waschen einen Waschlappen, den man über die Hand ziehen kann. Als Alternative kann man auch einen Schwamm benützen, da man ihn besser ausdrehen kann. Um auch den Rücken, die Beine und Füße leicht zu erreichen, können Sie einen Schwamm oder eine Bürste mit einem Stiel verwenden. Verwenden Sie Seife an einer Schnur, damit sie nicht hinunterfallen kann. Alternativ könnte man auch eine gewöhnliche Seife in einen alten Strumpf stecken, den man an der Wand befestigt. Auch Seife oder Shampoo in einer Tube, die man ausdrückt, können hilfreich sein.

Zum Haarewaschen geben Sie das Shampoo auf einen Schwamm, mit dem Sie es auf die Haare auftragen. So ist die Wahrscheinlichkeit geringer, dass Ihnen die rutschige Flasche mit dem Shampoo entgleitet und auf den Boden fällt.

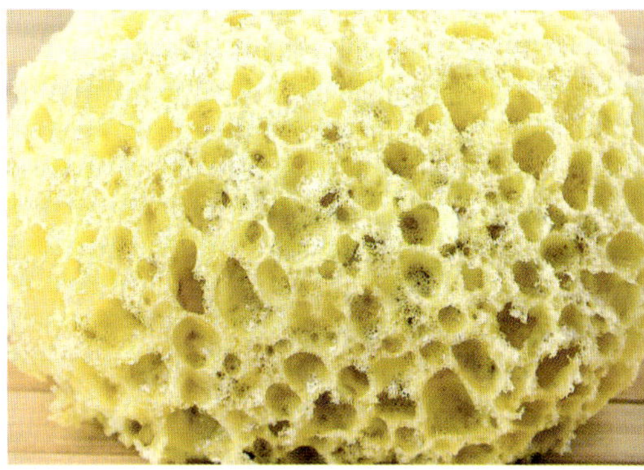

Schneiden Sie Ihre Zehennägel gleich nach dem Bad, wenn sie noch nass sind. Dann sind die Nägel weich, splittern weniger und lassen sich leichter schneiden. Dies geht am einfachsten mit einem Nagelclipper. Sollte dies schon schwer fallen, dann stellt die fachlich durchgeführte Pediküre eine angenehme Alternative dar. Erkundigen Sie sich, ob sie diese auch bei sich zu Hause durchführen lassen können.

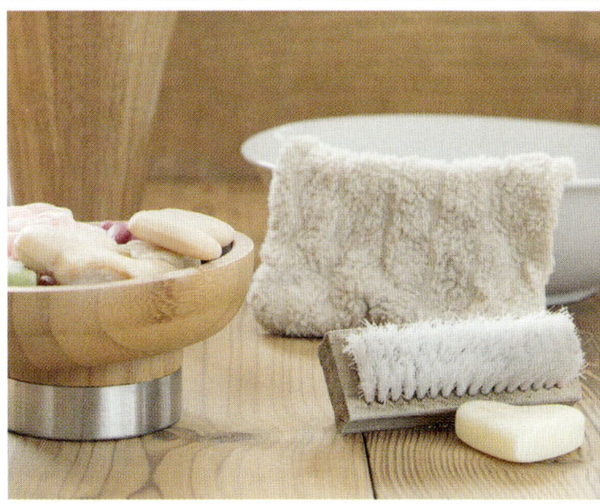

KÖRPERPFLEGE UND KLEIDUNG

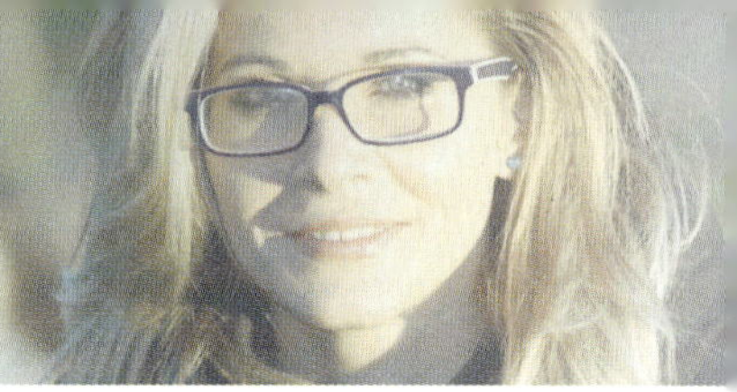

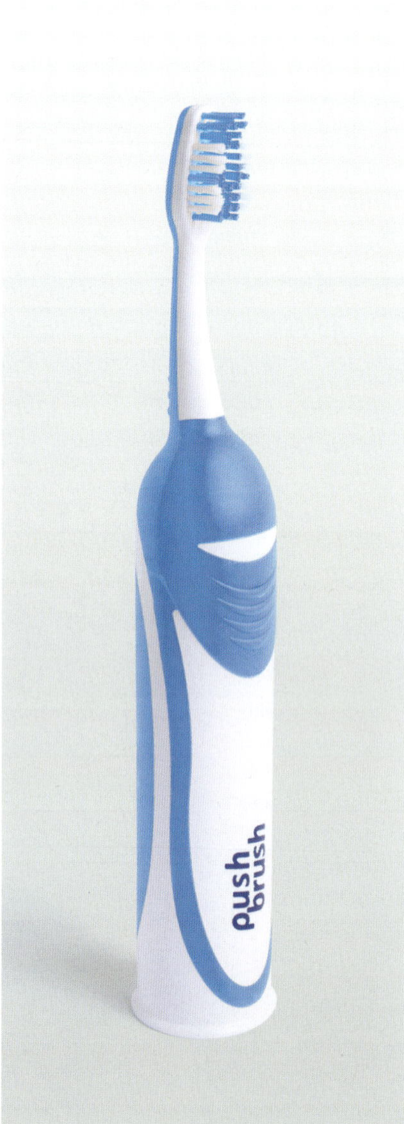

Zum **Zähneputzen** verwenden Sie am besten eine elektrische Zahnbürste. Diese hat meist größere und längere Griffe, sodass sie leichter zu verwenden ist. Außerdem erleichtern sie den Vorgang des Zähneputzens selbst, weil sie weniger Ansprüche an die Feinmotorik stellen. Wenn Sie eine normale Zahnbürste verwenden, dann wählen Sie eine mit breiterem Griff. Putzen Sie die Zähne im Sitzen und stützen Sie Ihren Arm am Waschbecken auf.

Verwenden Sie spezielle Zahnseide, die an einem kleinen Stöckchen aufgespannt ist. Diese kann man zusätzlich wie einen Zahnstocher benutzen, sie ist in jedem Drogeriemarkt erhältlich. Sollte die Zahnpflege schon schwer fallen, dann scheuen Sie sich nicht, einen Angehörigen um Hilfe zu bitten.

Zum **Rasieren** verwenden Sie am besten einen elektrischen Rasierapparat. Dieser stellt weniger Anforderungen an die Geschicklichkeit und lässt sich auch mit zitternden Händen benutzen.

Kleidung

Wählen Sie beim Einkauf Kleidungsstücke aus, die sich leichter an- und ausziehen lassen. Diese sollten eher etwas größer sein und – wenn möglich – weniger oder größere Knöpfe haben. Ersetzen Sie Ihre alten Kleidungsstücke durch bequemere.

Schuhe

Schuhe mit Klettverschluss, die sich leicht an- und ausziehen lassen, können den Alltag wesentlich erleichtern. Damen sollten hohe Absätze vermeiden. Verwenden Sie Schuhe, die einen guten Halt bieten und das Einknicken im Knöchel vermeiden. Damit erhöhen Sie Ihre Gangsicherheit und vermeiden Stürze. Es gibt Schuhe, die diese Erfordernisse erfüllen und trotzdem schick aussehen.

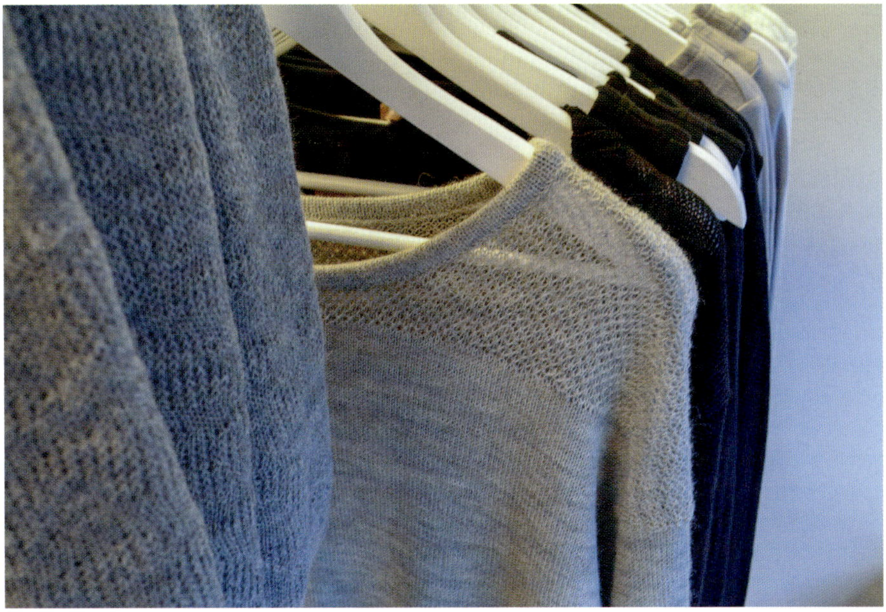

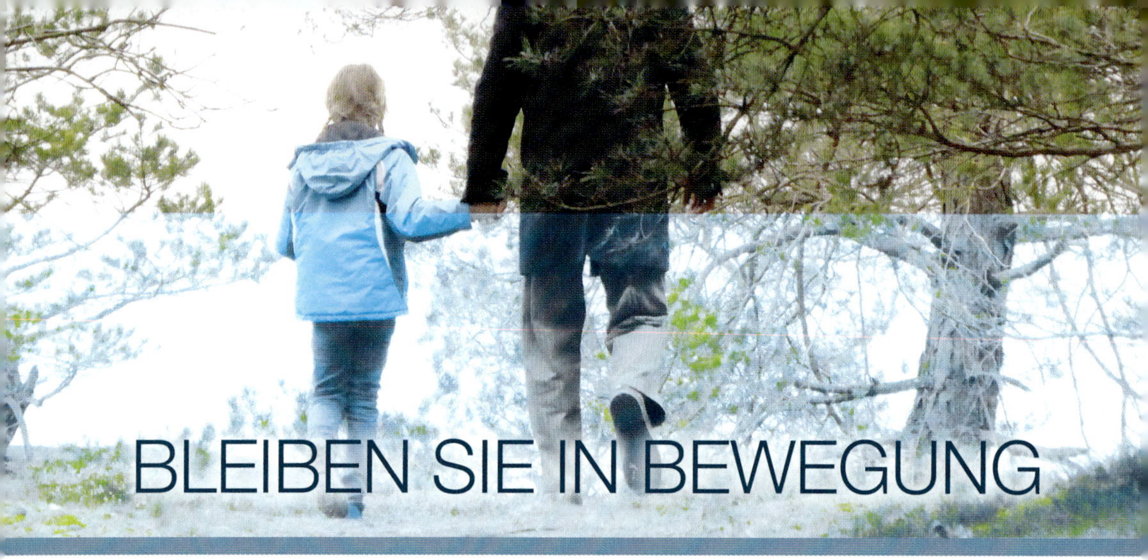

BLEIBEN SIE IN BEWEGUNG

Halten Sie sich so fit wie möglich. Ein tägliches Übungsprogramm wird zwar Ihre Symptome nicht heilen, aber es wird Ihnen dabei helfen, Ihre Möglichkeiten voll auszuschöpfen. Ein leichtes Krafttraining beugt dem Muskelschwund vor. Ein leichtes Dehnprogramm verhindert Muskelverkürzung. Regelmäßige Spaziergänge fördern Ihre Kondition. Ein Gleichgewichtstraining wird Ihnen dabei helfen, Stürze zu vermeiden.

Sehr empfehlenswert sind auch fernöstliche Methoden. Taiji kann dazu beitragen, Ihre Beweglichkeit zu erhalten und vermeidet nachweislich Stürze. Alternativ dazu und vielleicht etwas einfacher zu erlernen sind Qigong oder Yoga.

Nutzen Sie die Kraft der Musik

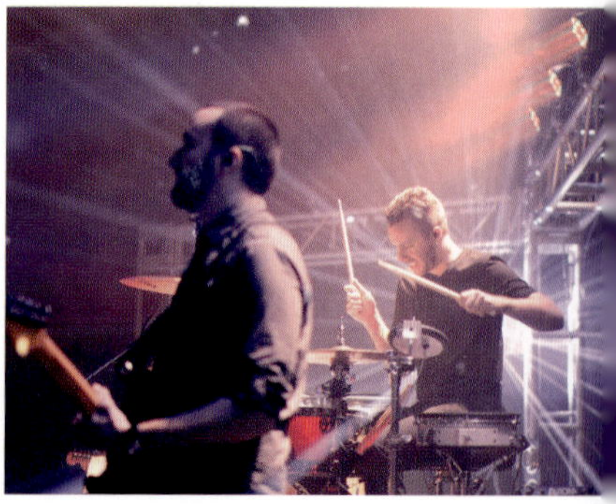

Bereits der Takt eines einfachen Metronoms kann das Gehen wesentlich erleichtern. Schöner ist allerdings die Bewegung zur Musik. Besonders rhythmische Musik reduziert nachweislich Schwierigkeiten beim Gehen. Der Salzburger Biologe Prof. Günther Bernatzky hat eigens für Parkinson-Patienten eine Musik-CD entwickelt. Darauf befindet sich mitreißende rhythmische Musik wie der beliebte Radetzky-Marsch oder afrikanische

Trommelmusik. Bewährt haben sich aber auch, je nach persönlichem Geschmack, Rock-Musik oder auch Tango.

Tanzen Sie dem Parkinson davon

Regelmäßiges Tanzen zu rhythmischer Musik kann die Symptome von Parkinson reduzieren helfen. Schließen Sie sich einer Tanzgruppe für Parkinson an. Beliebt ist insbesondere Tangotanzen.

Physiotherapie

Entwickeln Sie mit Ihrem Physiotherapeuten ein maßgeschneidertes Bewegungsprogramm. Tägliche gezielte Bewegung macht Sie geschmeidiger im Alltag. Sie verbessert auch die Koordination und die Reflexe und hilft damit, Stürze und gefährliche Knochenbrüche zu vermeiden.
Lassen Sie sich von Ihrem Arzt eine Physiotherapie verordnen.

Ergotherapie

Der Ergotherapeut wird sich Ihre Bewegungsmuster im Alltag genau anschauen und Sie dabei unterstützen, diese zu optimieren. Das betrifft auch die alltäglichen Tätigkeiten wie Essen, Fortbewegung oder Körperpflege.
Lassen Sie sich von Ihrem Arzt eine Ergotherapie verschreiben.

Parkinson-Gymnastik

Übungen für die Beweglichkeit, die Koordination, aber auch die Mimik und das Sprechen bei Parkinson würden ein eigenes Buch verdienen. Aus diesem Grund gibt es hier nur eine kleine Auswahl. Jeder Betroffene sollte sich ein eigenes kleines Übungsprogramm für jeden Tag zusammenstellen und dieses immer wieder ein wenig variieren. Es sollte mehrere Komponenten enthalten: einfache gymnastische Übungen für die Beweglichkeit, Koordination, Dehnung und Kräftigung, vielleicht sogar ergänzt durch ein leichtes Krafttraining mit Hanteln. Dazu unbedingt einen Ausdaueranteil mit regelmäßigen Spaziergängen, Nordic Walking oder Radfahren. Um dies zu erlernen, empfehle ich Ihnen, mit Ihrem Physiotherapeuten zu arbeiten oder einen Rehab-Aufenthalt zu absolvieren.

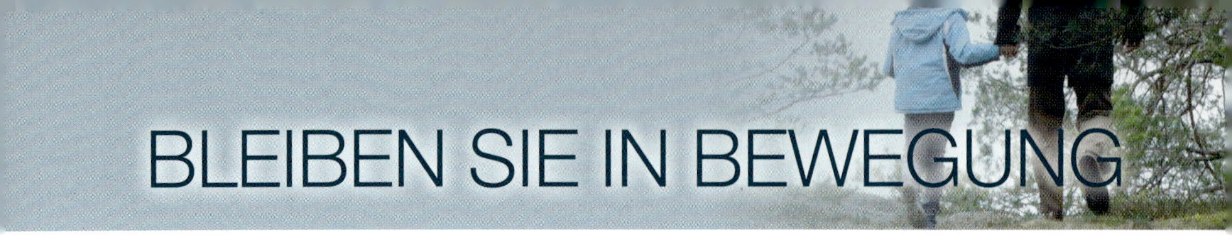

Gesicht

Übungen für die Mimik gegen das eingeschlafene Mienenspiel – am besten vor dem Spiegel:

- Ziehen Sie Ihre Augenbrauen hoch, als würden Sie staunen.
- Rümpfen Sie Ihre Nase.
- Fletschen Sie Ihre Zähne.
- Blasen Sie Ihre Lippen auf.
- Strecken Sie Ihre Zunge heraus und reißen Sie dabei Ihre Augen auf.

Sprechen

- Lesen Sie laut einige Zeilen aus der Zeitung.
- Artikulieren Sie bewusst die Vokale A – E – I – O – U.
- Um die Atemmuskeln von Zwerchfell und Brustkorb zu aktivieren, wiederholen Sie die Vokale dann mit einem H vorne: Ha – He – Hi – Ho – Hu.
- Sprechen Sie sich Zungenbrecher vor, wie zum Beispiel:
    - Fischers Fritze fischt frische Fische, frische Fische fischt Fischers Fritze.
    - In Ulm, um Ulm und um Ulm herum.
    - Der Cottbuser Postkutscher putzt den Cottbuser Postkutschkasten blank.
    - Oben thronen fromme Nonnen, loben Gott vor Morgenrot.
    - Blaukraut bleibt Blaukraut und Brautkleid bleibt Brautkleid.
    - Drei Trantonnen, drei Teertonnen, drei Trantonnen, drei Teertonnen.
    - Wachsmaske, Messwechsel, Messwechsel, Wachsmaske.
    - Holzklotzpflock, Holzklotzpflock.

Arme

- Pendeln der Arme: Pendeln Sie (im Stehen oder Sitzen) bewusst mit den Armen einige Male vor und zurück. Gehen Sie im Zimmer auf und ab, pendeln Sie die Arme dabei weit vor und zurück.
- Schreiben: Schreiben Sie einige Sätze mit absichtlich groß ausholenden Buchstaben.

Rumpf

Für die Aufrichtung des Rückens: Bleiben sie einige Minuten einfach stehen und versuchen Sie sich zu entspannen. Fühlen Sie, wie Ihr Rumpf sich aufrichten will.

Versuchen Sie dann, die Wirbelsäule aktiv ein wenig zu strecken. Beugen Sie den Oberkörper im Stehen nach vorne wie einen Bogen. Dann nach hinten.

Stellen Sie sich im Vierfüßlerstand auf Ihre Übungsmatte. Machen Sie einen Katzenbuckel. Dann ein Hohlkreuz. Machen Sie dann einen geraden Rücken und bewegen Sie ihn seitlich hin und her. Heben Sie jetzt die Arme abwechselnd nach vorne hoch. Dann die Beine.

Beine

Können Sie im Sitzen Ihre Füße erfassen und die Beine dabei ein bisschen durchstrecken? Stellen Sie sich ein paarmal hintereinander auf die Zehen. Halten Sie sich dabei fest.

Gehen

Gehen Sie einmal bewusst ganz langsam, wie in Zeitlupe. Dann wieder ganz schnell. Machen Sie täglich einen Spaziergang in der Natur.

Gleichgewicht

- Versuchen Sie, im Stehen vorsichtig ein wenig um die eigene Achse zu pendeln. Nehmen Sie wahr, wo die Grenze des Gleichgewichtes erreicht würde. Sie dürfen sich dabei auch festhalten.
- Machen Sie bewusst ein paar Ausfallschritte nach vorne, zur Seite, nach hinten. Dies wird Ihnen zugute kommen, wenn Sie einmal das Gleichgewicht verlieren sollten.

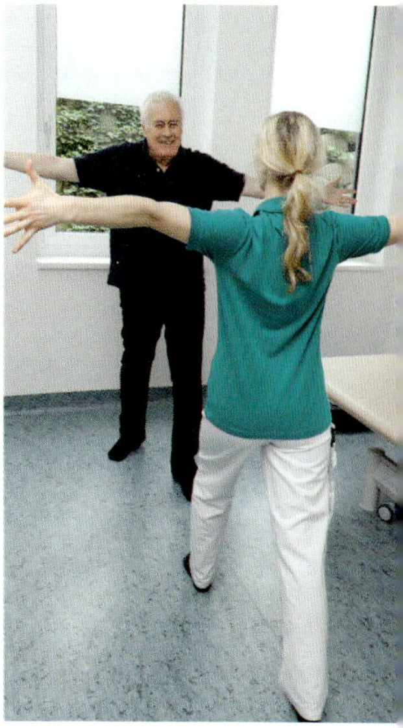

Lee Silverman Voice Treatment (LSVT)

Als besonders empfehlenswert haben sich die Programme LSVT-BIG und LSVT-LOUD bei Parkinson herausgestellt. Sie werden bereits in vielen Rehazentren durchgeführt. Bei diesen Übungen wird großer Wert auf das Üben von großen Bewegungsamplituden gelegt (LSVT BIG), in Verbindung mit intensivem Training bei Sprech- und Stimmstörungen (LSVT-LOUD).

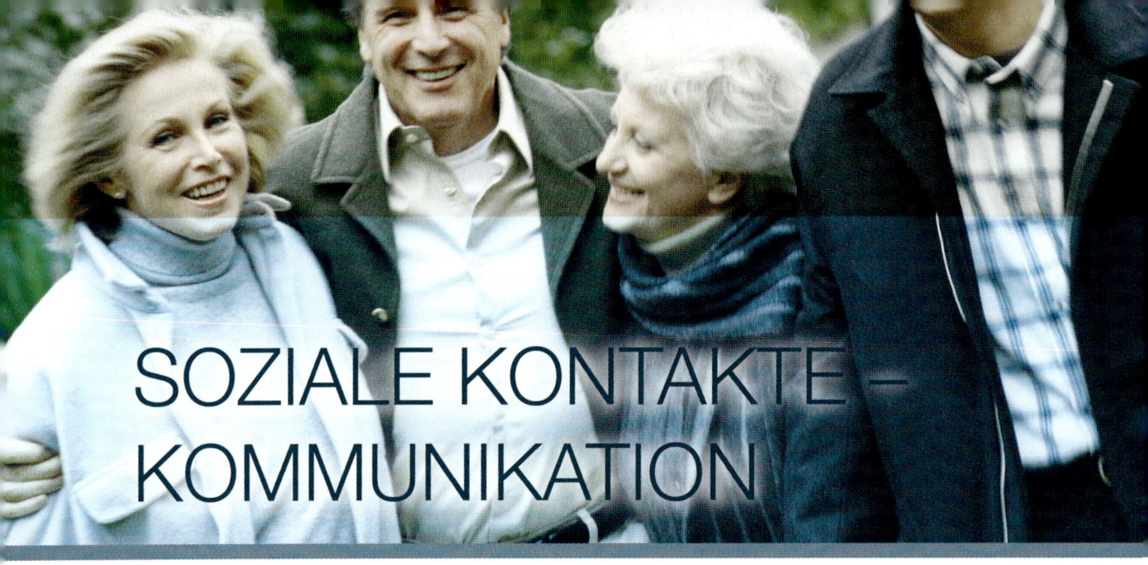

SOZIALE KONTAKTE – KOMMUNIKATION

SOZIALE KONTAKTE – KOMMUNIKATION

Einsamkeit

Einsamkeit scheint eine Zeitkrankheit geworden zu sein. Zu einfach ist es auch für gesunde ältere Menschen, sich hinter einem Fernseher zu verkriechen, sich im Internet zu verlieren, in sozialen Netzwerken zu versumpfen. Wirken Sie der Vereinsamung aktiv entgegen!

Halten Sie Kontakt

Zunehmende Einschränkungen der Mobilität, der vermehrte Aufwand, um sich in der Umgebung zu bewegen, sowie auch ein vielleicht verminderter Antrieb im Rahmen einer Depression verführen leicht dazu, sich zurückzuziehen. Unternehmen Sie aktiv etwas dagegen. Bleiben Sie in Kontakt mit Ihrer Familie, mit Ihren Freunden. Pflegen Sie Bekanntschaften und Freundschaften, bleiben Sie interessiert am Leben. Suchen Sie sich ein neues Hobby oder aktivieren Sie eines aus der Vergangenheit. Dies wird Sie weiter motivieren, am Ball und aktiv zu bleiben. Damit bleiben Sie körperlich und geistig beweglich und leisten damit den besten Beitrag zu Gesundheit und Lebensfreude.

Sexualität

Parkinson bedeutet nicht unbedingt, auf ein erfülltes Sexualleben verzichten zu müssen. Sexualität ist ein wesentliches Element der Paarbeziehung und trägt in großem Ausmaße zu unserer Lebensqualität bei. Bis zu 70 % aller an Parkinson-

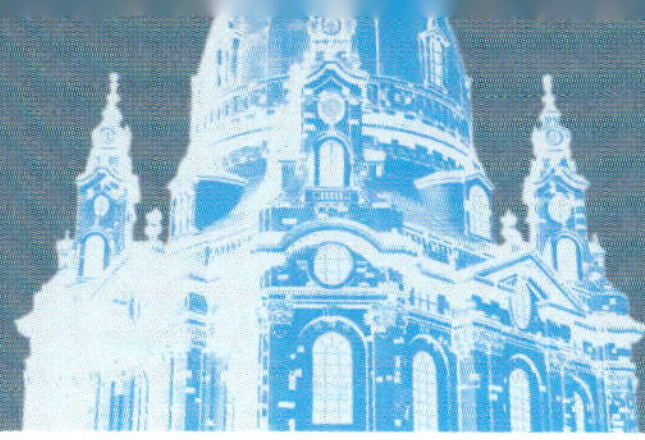

Erkrankten berichten über sexuelle Probleme in Zusammenhang mit ihrer Erkrankung, die im Verlauf mit zunehmendem Schweregrad noch zunehmen. Leider wird dieses wichtige Thema von Ärzten und betreuenden Krankenschwestern nur selten aktiv angesprochen.

Mann und Frau

Die Beeinträchtigung der Motorik wie Rigor (Muskelsteifigkeit), Bradykinese (Verlangsamung der Bewegungen), Tremor (Zittern) aber auch die beeinträchtigte Feinmotorik können an sich schon jede Aktivität erschweren, insbesondere auch die intime Seite der Paarbeziehung. Hinzu kommt die verminderte Mimik (Maskengesicht), welche die Kommunikation erschwert, wenn der Gesichtsausdruck nicht mehr die Emotion widerspiegelt. Veränderte Körperhaltung, vermehrtes Schwitzen, Speichelfluss beeinflussen die Attraktivität. Schlafstörungen führen oft zu getrennten Betten, was die Hürde zusätzlich erhöht. Dazu können noch Depressionen, Zweifel am Selbstwert, Müdigkeit, Muskelschmerzen und verminderte körperliche Belastbarkeit treten. Außerdem berichten viele Betroffene beider Geschlechter über ein insgesamt vermindertes sexuelles Verlangen. Derartige Probleme beeinträchtigen natürlich die Partnerschaft und können zu schweren Beziehungskrisen führen.

Mann

Häufig kommt es zu Problemen mit einer schwachen bzw. nicht stabilen Steifigkeit des Gliedes (erektile Dysfunktion) und verzögertem oder erschwertem Erreichen des Orgasmus. Als Nebenwirkung von bestimmten Parkinson-Medikamenten kann es auch zu einer Hypersexualität mit stark erhöhtem sexuellen Verlangen, den massiven Konsum von einschlägigen Angeboten im Internet oder am Telefon kommen. Dies wird oft durch die Partnerin der Patienten berichtet, welche selbst gar kein Problem darin sehen.

Frau

Verminderte Lubrikation (Befeuchtung der Scheide), Schmerzen beim Geschlechtsverkehr (Dyspareunie), erschwerte Erregbarkeit, verzögertes oder auch erschwertes Erreichen des Höhepunktes treten häufig auf. Auch der Or-

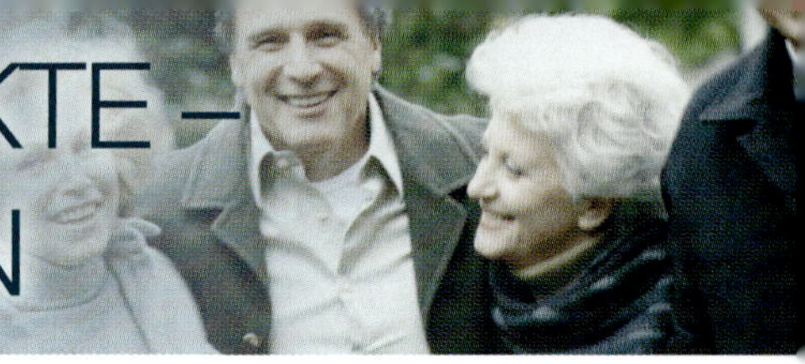

gasmus selbst kann betroffen sein und als weniger intensiv oder als mehrere kleinere Höhepunkte ohne Erreichen der Klimax auftreten.

Empfehlung

Sprechen Sie sexuelle Probleme beim Arzt Ihres Vertrauens von sich aus an (ideal wäre es natürlich, wenn er von sich aus danach fragen würde). Er wird derartiges nicht zum ersten Mal hören. Bringen Sie Ihren Partner/Ihre Partnerin mit in die Sprechstunde, da es für den Arzt möglicherweise wichtig ist, beide Seiten zu hören.

Es ist immer wichtig, die Ursachen für Störungen der Sexualfunktion abzuklären. Diese können vielfältig sein, und daher müssen auch andere mögliche Gründe beleuchtet werden. Abgesehen von den schon erwähnten Parkinson-Symptomen können zugleich andere neurologische Erkrankungen vorliegen, wie z.B. eine Polyneuropathie, welche die Nervenleitung beeinträchtigt. Weitere mögliche Ursachen sind Durchblutungsstörungen (wie bei der peripheren arteriellen Verschlusskrankheit), anatomische Beeinträchtigungen oder hormonelle Störungen wie eine Schilddrüsenunterfunktion. Als nächsten Schritt sollten Sie Ihre Medikamente überprüfen lassen. Ist der Parkinson gut eingestellt?

Anticholinergika können zum Beispiel die Lubrikation der Scheide vermindern. Welche anderen Medikamente nehmen Sie? Beta-Blocker, für den Blutdruck oder zur Verminderung des Zitterns eingenommen, können auch die Erektion beeinträchtigen. Können Sie sexuelle Aktivitäten in die On-Phasen verlegen? Gibt es Nebenwirkungen der Parkinson-Medikamente? Nicht vergessen sollte man auch psychologische Faktoren, die mit Depressionen, vermindertem Selbstwertegefühl aufgrund der Erkrankung, vermehrtem Schamgefühl auf der Basis von Erziehung oder Religion oder auch Konflikten in der Partnerschaft zu tun haben können.

Hier ist also ein komplexes Vorgehen erforderlich. Als allgemeine Maßnahmen empfehle ich: Erhöhen Sie Ihre Fitness und Beweglichkeit, achten Sie auf Ihr Gewicht, vermeiden Sie Übergewicht, sorgen Sie für ausreichend Schlaf, ernähren Sie sich gesund, reduzieren Sie Stress, vermeiden Sie übermäßigen Alkoholkonsum und rauchen Sie nicht. Verlegen Sie sexuelle Aktivitäten in die Zeiten guter Medikamentenwirkung.

Zusätzlich kann es hilfreich sein, eine Paarberatung in Anspruch zu nehmen, um einerseits mögliche Konflikte zu lösen oder um andererseits mögliche Modifikationen der sexuellen Aktivitäten zu besprechen. Eventuell ist eine fachärztliche Untersuchung beim Urologen, Angiologen (Facharzt für Gefäßkrankheiten), Gynäkologen oder Internisten notwendig. Für Männer stehen verschiedene Medikamente und Verfahren zur Besserung der Erektion zur Verfügung. Zuvor sollte aber eine umfassende ärztliche Abklärung durchgeführt werden.

URSACHEN FÜR STÖRUNGEN DER SEXUALFUNKTION BEI PARKINSON

Organische Ursachen	• Neurologische Ursachen (Polyneuropathie, Parkinson-Symptome etc.) • Internistische Erkrankungen (Diabetes) • Durchblutungsstörungen (Periphere arterielle Verschlusskrankheit) • Anatomische Veränderungen • Zustand nach Operationen (Dickdarm, Blase, Prostata, Wirbelsäule) • Hormonelle Störungen (Testosteron, Prolaktin, Schilddrüsenunterfunktion)
Medikamente	• L-Dopa • Dopaminagonisten • Anticholinergika • Psychopharmaka • Blutdruckmedikamente • Diuretika (Tabletten zur Entwässerung) • Hormone • Lipidsenker
Psychologische Faktoren	• Depression • Selbstwertgefühl, Versagensängste • Religion • Erziehung • Beziehung zum Partner

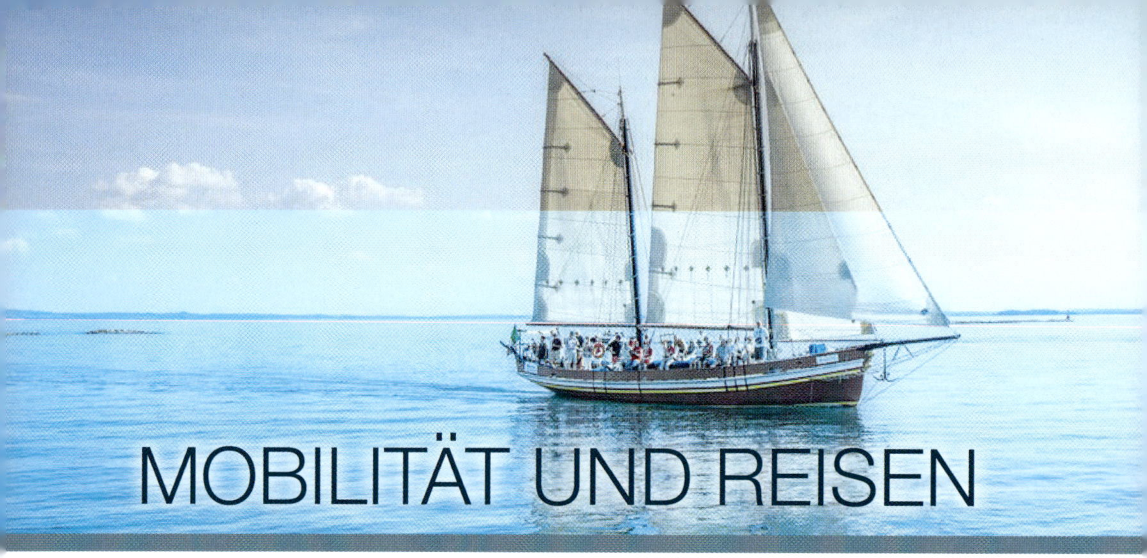

MOBILITÄT UND REISEN

MOBILITÄT UND REISEN

Ausgehen

Auch wenn Sie auf den Verlauf der Parkinson-Krankheit nur bedingt Einfluss ausüben können, Sie können sehr wohl selbst entscheiden, inwieweit Sie sich davon einschränken lassen wollen. Treffen Sie bewusst den Entschluss, trotzdem ein aktives und reiches Leben zu führen. Bleiben Sie in Kontakt mit Ihren Mitmenschen, pflegen Sie Ihre Freundschaften, knüpfen Sie neue Bekanntschaften. Suchen Sie sich ein neues Hobby, besuchen Sie einen Kurs, lernen Sie ein Instrument, gehen Sie aus, besuchen Sie das Kino, Theater, Konzerte.

Nehmen Sie sich die Zeit, Ihre Einkäufe oder Ihre Ausflüge in die Stadt vorher genau zu planen – legen Sie sie in die Zeiten guter Beweglichkeit. Überlegen Sie sich genau, wo Sie vielleicht eine Ruhepause einlegen können. Mit jemandem zu zweit spazieren zu gehen, kann besser sein, als einen Gehstock zu benutzen. Sie können sich am Arm Ihrer Begleitperson festhalten, um Ihr Gleichgewicht zu unterstützen.

Zählen Sie vor dem Losgehen oder sagen Sie sich vor „links – rechts, links – rechts" oder machen Sie einen Countdown: „Zehn – neun – acht – ..." Wenn Sie sich umdrehen müssen, dann wird es Ihnen vielleicht leichter fallen, wenn Sie in die Drehung hineingehen, anstatt sich im Stand zu drehen. Achten Sie beim Gehen auf Strukturen des Fußbodens, wie zum Beispiel einen Straßenbelag aus Platten. Dies könnte die Bewegung erleichtern.

TIPPS UND TRICKS FÜR DEN ALLTAG

Sollten Sie unterwegs in der Bewegung einfrieren, versuchen Sie folgende Methoden: Zählen oder singen Sie sich eine kleine Melodie vor, sagen Sie sich einen kleinen Spruch auf oder sprechen Sie mit sich selbst (z.B. „Ich gehe jetzt los!"). Machen Sie zuerst einen kleinen Schritt zurück und dann nach vorne. Klopfen Sie mit dem Spazierstock auf den Boden. Bewährt hat sich auch ein Gehstock mit einem kleinen Querbalken am unteren Ende, über den man steigen kann. Verwenden Sie eine kleine Taschenlampe in der Form einer Kreditkarte und leuchten Sie damit vor sich auf den Boden. Es kann auch helfen, einen kleinen Gegenstand fallen zu lassen. Oder versuchen Sie zu tänzeln anstatt zu gehen.

Seien Sie nicht zu eitel, um eine Gehhilfe zu verwenden! Es ist besser, mobil zu sein mit einem kleinen Schönheitsfehler, als gar nichts zu unternehmen und zu Hause zu versauern. Zwei Walking-Stöcke schauen nicht nur sportlich aus, sie unterstützen auch das Gleichgewicht und erleichtern damit die Mobilität auf längeren Strecken. Sollte das Gehen schon eher schwerfallen, so bietet sich ein Rollator an. Es gibt auch schon sportlichere Modelle in trendigen Farben. Im Museum oder auf längeren Strecken kann auch ein Rollstuhl ein Stück Normalität bedeuten, wenn man mit seiner Hilfe nicht auf eine gewisse Mobilität verzichten will.

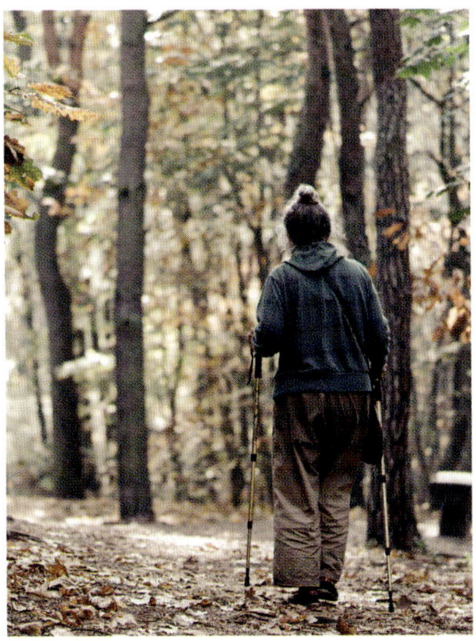

Wenn Sie in ein Restaurant gehen, rufen Sie vorher an, um sich einen Tisch zu reservieren, der leicht erreichbar ist. Für den Besuch im Theater oder Kino sollten Sie sich ebenfalls Sitzplätze buchen, die sich auch bei eingeschränkter Mobilität leicht erreichen lassen.

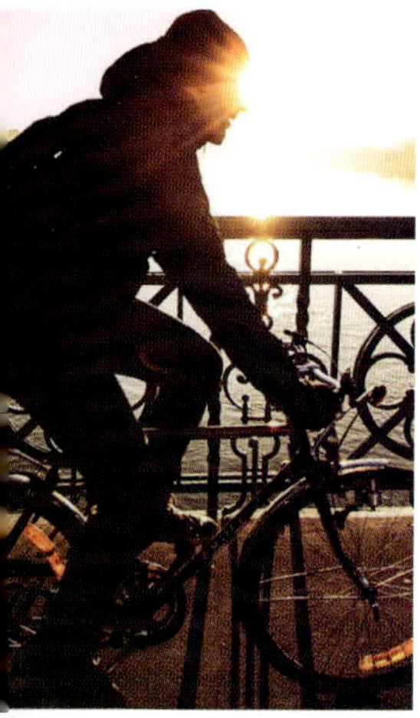

Radfahren

Ich kenne viele Parkinson-Patienten, die erstaunlich lange mit dem Rad fahren und sich damit ihre Mobilität erhalten. Den Vorgang des Lenkens steuert die sogenannte Willkürmotorik über den Sehsinn. Bei Parkinson ist in erster Linie die unwillkürliche Motorik (die sogenannte extrapyramidale Motorik) beeinträchtigt. Damit funktioniert das Fahrradfahren trotz der Erkrankung häufig erstaunlich gut. Aber Achtung: Das Auf- und Absteigen auf das Rad sind erschwert und damit verbunden das plötzliche Anhalten. Auch das kontrollierte Setzen der Füße auf die Pedale sowie das Reaktionsvermögen insgesamt sind verlangsamt. Bei Problemen mit dem Gleichgewicht könnten Sie ein Dreirad verwenden. Wenn Sie diese Punkte berücksichtigen, können Sie vielleicht noch viele Radfahrten genießen.

Autofahren

Lassen Sie Ihr Auto entsprechend adaptieren. Dies ist bei Neuwagen zum Teil ohne Aufpreis möglich. Erhöhte Sitze sind bei vielen Modellen schon Standard und erhöhen den Komfort deutlich. Sitze aus Leder oder Kunstleder erleichtern das Ein- und Aussteigen. Mit der Diagnose Parkinson sollten Sie keine Schwierigkeiten haben, sich einen Behindertenausweis ausstellen zu lassen, der das Parken wesentlich erleichtert.

Grundsätzlich stellt die Parkinson-Krankheit in den frühen Stadien keinen Grund dar, auf das Auto verzichten zu müssen. Dadurch bleiben Sie noch lange mobil. Wenn Sie aber merken, dass Sie sich beim Fahren zunehmend unsicher fühlen, sollten Sie jedoch nicht zögern, die nötigen Konsequenzen zu ziehen. Im Zweifelsfall können Sie sich in jeder Fahrschule eine unverbindliche Überprüfungsfahrt vereinbaren, um sich eine professionelle Meinung über Ihre Fahrtüchtigkeit einzuholen.

Reisen

Planen Sie bei einer Flugreise genügend Zeit für das Einchecken und die Wege im Flughafengebäude ein. Führen Sie eine kleine und wiederbefüllbare Wasserflasche mit sich, um das Einnehmen der Tabletten zu erleichtern. Diese sollte durchsichtig sein. Beachten Sie aber die Sicherheitsvorkehrungen der jeweiligen Fluglinie, was Flüssigkeiten betrifft. Nehmen Sie Ihre Medikamente möglichst im Handgepäck mit. Sollte der Koffer verlorengehen, kann es ein bis zwei Tage dauern, bis er wieder auftaucht.

Wenn das Gehen weiter Strecken schwerfällt, dann verständigen Sie rechtzeitig vor dem Abflug den Flughafen, wo immer Personal bereitsteht, um Sie zu unterstützen. Dabei besteht bei Bedarf die Möglichkeit, sich in einem Rollstuhl fahren zu lassen.

Vergessen Sie nicht, eine Krankenversicherung für das Ausland abzuschließen. So sollten auch weitere Reisen ohne größere Schwierigkeiten möglich sein.

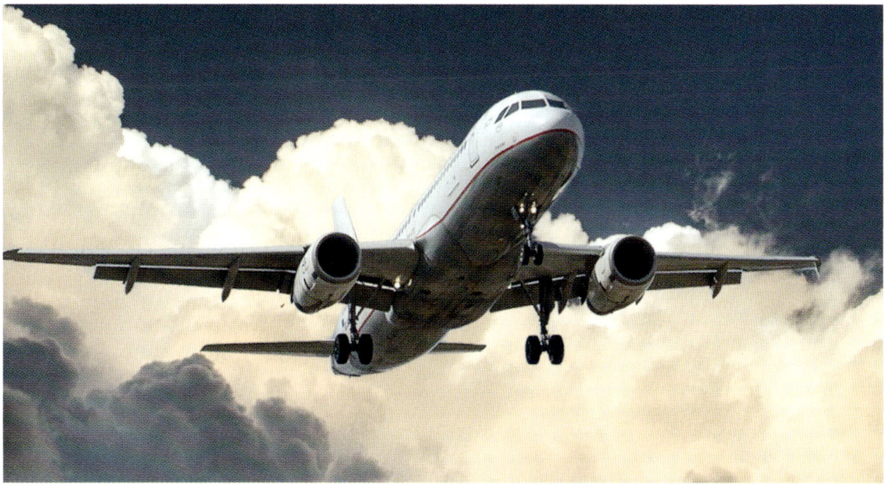

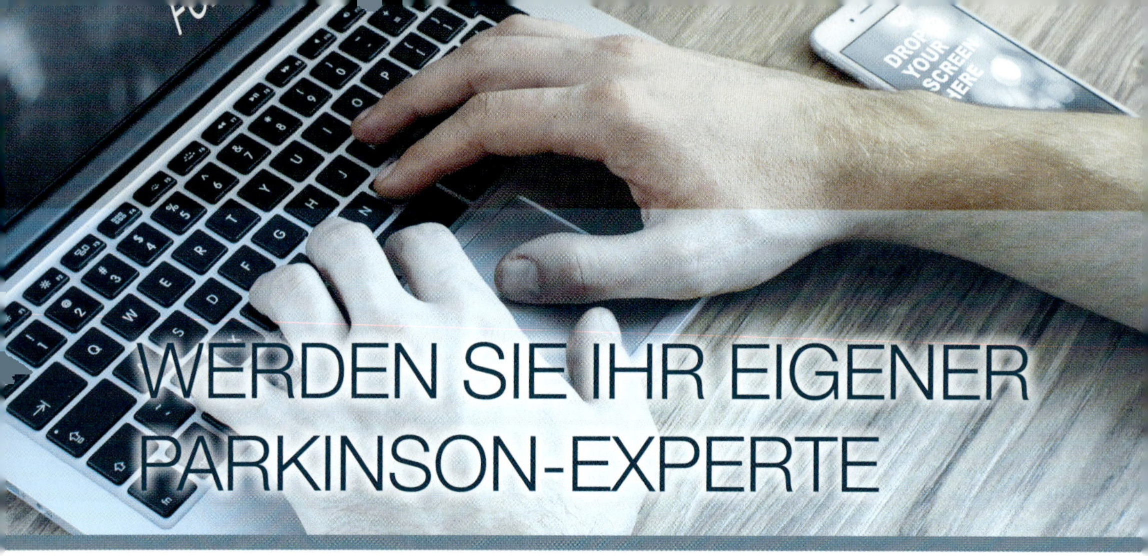

WERDEN SIE IHR EIGENER PARKINSON-EXPERTE

WERDEN SIE IHR EIGENER PARKINSON-EXPERTE

Je mehr Sie selbst über Ihre Erkrankung wissen, desto besser können Sie über die Behandlung mitentscheiden. Der Arzt Ihres Vertrauens wird Ihren Fragen und Zweifeln genügend Zeit einräumen.

- **Internet:** Mit dem Internet steht uns heute die größte Bibliothek der Welt zur Verfügung. Nützen Sie diese unbedingt. Im Zweifelsfall sollten Sie trotzdem immer Ihren Arzt zu Rate ziehen, da das richtige Einordnen von Symptomen, diagnostischen oder therapeutischen Maßnahmen viel Erfahrung und Fingerspitzengefühl erfordert.

- **Literatur:** Lesen Sie ruhig mehrere Bücher zum Thema. Die Literaturliste im Anhang stellt eine Einladung dar, sich aus verschiedenen Quellen zu informieren.

- **Selbsthilfegruppe:** Treten Sie einer Selbsthilfegruppe bei. In jeder größeren Stadt gibt es die Möglichkeit, sich in zwangloser Atmosphäre mit anderen Betroffenen auszutauschen. Die Teilnahme an den Treffen ist freiwillig. Durch die regelmäßigen Zusammenkünfte, den Austausch über Beschwerden und Behandlungsmethoden und Vorträge durch Ärzte, Pharmazeuten und Therapeuten können Sie zwanglos Ihr Wissen über die Krankheit erweitern und aktiv zu einem besseren Therapieerfolg beitragen. Nicht zu vernachlässigen dabei sind auch die regelmäßigen sozialen Kontakte und Freundschaften, die sich daraus ergeben.

LITERATURTIPPS

Bernatzky, Günther: Musikament. Musik für Parkinsonpatienten. Für mehr Lebensqualität und besseres Bewegen. Bogner Records. Salzburg, 2013

Ebner, Johann: Lust auf Leben – trotz Parkinson. Paracelsus. Salzburg, 2015
Der pensionierte Augenarzt macht Lust auf Leben, trotz Parkinson. Anhand einer Reise nach Rom schildert er den Alltag mit der Erkrankung. Ganz nebenbei lässt er den Leser auch noch teilnehmen an seiner persönlichen Lebensweisheit.

Fox, Michael J.: Comeback: Parkinson wird nicht siegen. Ehrenwirth. München, 2002.
Motivierendes Buch des Schauspielers und Filmproduzenten, der selbst an Parkinson erkrankt ist.

Palfreman, Jon: Stürme im Gehirn. Dem Rätsel Parkinson auf der Spur. Beltz. Weinheim 2016
Der Wissenschaftsjournalist Jon Palfreman geht anhand seiner eigenen Parkinson-Behandlung auf eine spannende Entdeckungsreise in die Welt dieser Erkrankung.

Poggel, Manfred: Parkinson & Co. natürlich begegnen. Heilsame Wege und neue Erfahrungen. Schirner Verlag. Darmstadt, 2015
Eine Fundgrube an komplementärmedizinischen Erklärungsursachen und Therapien für Parkinson. Bei dem Autor wurde die Diagnose Parkinson gestellt und er hat eine Reihe von schulmedizinischen und alternativen Therapien an sich selbst getestet.

Sacks, Oliver: Zeit des Erwachens. Rowohlt. Hamburg, 1991
Ein junger Neurologe erprobt erstmals die Wirkung von Dopamin an seinen Patienten, die an einem seltenen Parkinson-Syndrom erkrankt sind. Er erlebt so manche Überraschung, als sie plötzlich aus ihrer Lethargie erwachen. Sehr sehenswert auch der Film mit Robert de Niro und Robin Williams in den Hauptrollen.

Schwarz, Peterman Shelley: Parkinson's Disease. 300 Tips. Demos Medical Publishing. New York, 2006
Eine reichhaltige Fundgrube an Tipps und Tricks – allerdings auf Englisch.

Thümler, Reiner: Die Parkinson-Krankheit. Mehr wissen – besser verstehen. Trias Verlag. Stuttgart, 2006
Gute Übersicht über die Erkrankung, Diagnostik und Behandlung. Enthält auch eine ganze Reihe von nützlichen Tipps für den Alltag.

Trutt, Elmar: Parkinson. Das Übungsbuch. Trias Verlag. Stuttgart, 2017
Inspirierende Fundgrube für das tägliche Übungsprogramm.

Wagner, Richard: Herr Parkinson. Knaus Verlag. München, 2015
Der Romancier und Schriftsteller berichtet in literarischer Form von seinen Erfahrungen mit „Herrn Parkinson".

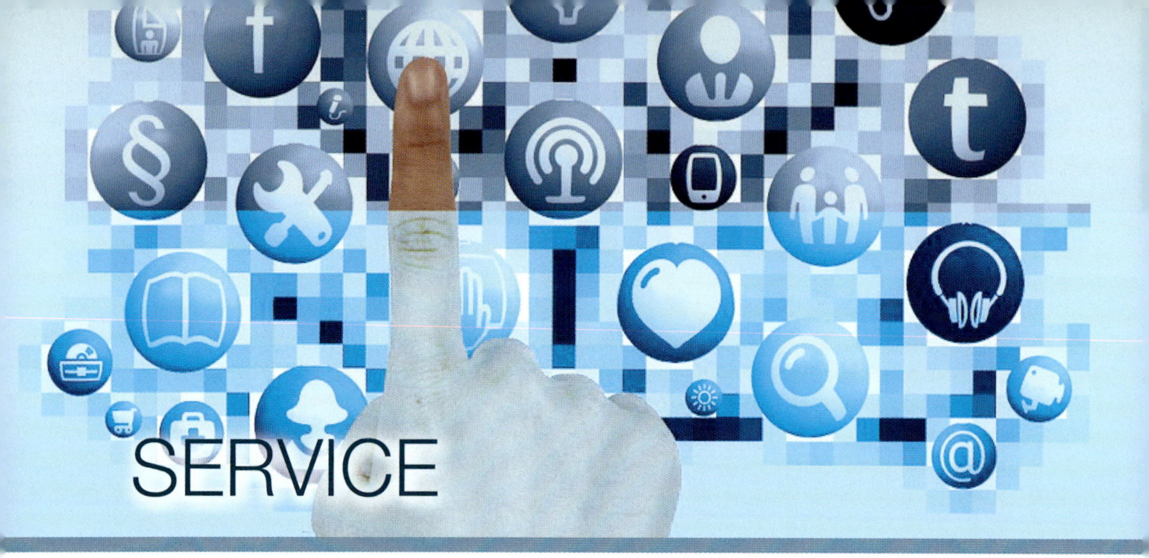

SERVICE

Parkinson Selbsthilfe Österreich
www.parkinson-sh.at

Parkinson Selbsthilfe Deutschland
www.parkinson-selbsthilfe.de

Parkinson Selbsthilfe Schweiz und
Schweizerische Parkinsonvereinigung
www.parkinson.ch

Österreichische Parkinson Gesellschaft
www.parkinson.at

Deutsche Parkinson Gesellschaft
www.parkinson-gesellschaft.de

LEXIKON DER WICHTIGSTEN BEGRIFFE

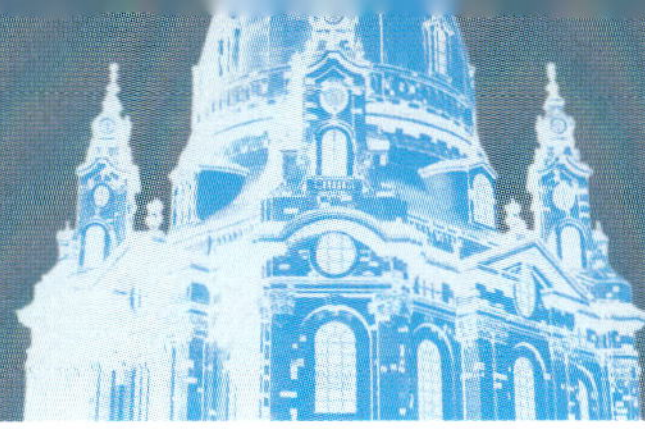

Akinese: Bewegungsarmut, stark eingeschränkte Beweglichkeit der Muskulatur.
Alpha-Synuclein: Eiweißkörper, der bei der Parkinsonentstehung eine Hauptrolle spielt
Atypische Parkinson-Syndrome: Sonderformen des Parkinson-Syndroms, gekennzeichnet durch zusätzliche Symptome, ein schlechteres Ansprechen auf die Medikamente und einen ungünstigeren Verlauf.
Axon: Fortsatz einer Nervenzelle für die Erregungsfortleitung.
Azetylcholin: Einer der wichtigsten Botenstoffe im Nervensystem.
Bradykinese: Verlangsamung der Bewegungen.
Demenz: Verminderung oder Verlust erworbener geistiger Fähigkeiten.
Dopamin: Botenstoff im Nervensystem, dessen Verminderung zu Parkinson-Symptomen führt.
Dopamin-Agonisten: Gruppe von Parkinson-Medikamenten, welche an denselben Stellen im Gehirn andocken und damit ähnlich wirken wie Dopamin.
Dyskinesie: Bezeichnung für unkoordinierte, oft überschießende Bewegungen.
Entspannungsreaktion: Funktion des autonomen Nervensystems, die zu einer Entspannung der Muskulatur in Verbindung mit vermehrter innerer Ruhe und allgemeinem Wohlbefinden führt.
Ergotherapie: Verfahren zur Verbesserung der Alltagsfähigkeiten.
Festination: Unwillkürliche Zunahme von Trippelschritten beim Gehen, führt nicht selten zum Sturz.
Freezing: Einfrieren der Bewegungen durch Erstarren der Muskulatur, Symptom bei fortgeschrittenem Parkinson.
Halluzinationen: Trugwahrnehmungen, zum Beispiel visueller Natur.
Hirnstamm: Ältester Teil des Gehirns, der die basalen Lebensfunktionen reguliert.
Honeymoon-Phase: Frühphase in der Behandlung mit L-Dopa bei Parkinson mit sehr gutem Ansprechen auf die Therapie und geringen Nebenwirkungen.
Hyperkinesie: Unwillkürliche Überbeweglichkeit.
Impulskontrollstörung: Mögliche Nebenwirkung der Therapie mit Dopamin-Agonisten, gekennzeichnet durch suchtartiges Verhalten.
Kamptokormie: Nach vorne geneigte Fehlhaltung des Oberkörpers.
L-Dopa: Vorstufe von Dopamin. Wird im Gehirn zu Dopamin umgewandelt.
Logopädie: Therapieverfahren, das zur Verbesserung des Sprechens und Schluckens eingesetzt wird.
Mittelhirn: Teil des Hirnstammes, enthält die Substantia nigra.
Morbus: Lateinischer Ausdruck für „Krankheit".
Motorik: Gesamtheit der Bewegungsabläufe der Muskulatur.

Neuroleptika: Gruppe von Medikamenten, die bei Psychosen eingesetzt wirken. Sie können als Nebenwirkung Parkinson-Symptome verursachen oder verschlechtern.
Neurologe: Facharzt für Erkrankungen des Nervensystems.
Neuron: Nervenzelle.
Neurologischer Status: Befund der körperlichen neurologischen Untersuchung.
Neuroprotektiv: Eigenschaft bestimmter Medikamente, die Nervenzellen vor einer Schädigung bewahren sollen.
Neurotransmitter: Botenstoff zwischen Nervenzellen.
Off-Phase: Phase schlechter Beweglichkeit
On-Phase: Phase guter Beweglichkeit
Parasympathikus: Entspannender Teil des Nervensystems.
Parkinson-Plus-Syndrom: Synonym zum atypischen Parkinson-Syndrom.
Physiotherapie: Krankengymnastik, Bewegungstherapie.
Pisa-Syndrom: Zur Seite geneigte Fehlhaltung des Oberkörpers.
Pollakisurie: Häufiger Harndrang mit kleinen Harnmengen.
Posturale Instabilität: Beeinträchtigung der Körperhaltung bei fortgeschrittenem Parkinson.
Psychose: Erkrankung der Psyche, gekennzeichnet durch einen Verlust des Realitätssinnes, verbunden mit Wahn oder Halluzinationen.
Punding: Mögliche Nebenwirkung bei der Einnahme von Dopamin-Agonisten, verbunden mit zwanghaftem Putzen oder Sortieren von Gegenständen.
Rigor: Charakteristische Steifigkeit der Muskulatur bei Parkinson.
REM-Schlaf: Schlafstadium mit schnellen Augenbewegungen (rapid eye movements) und intensiver Traumaktivität.
Salbengesicht: Vermehrte Talgproduktion führt dazu, dass das Gesicht wie eingecremt aussieht.
Stereotaxie: Verfahren der Neurochirurgie, bei dem es ein dreidimensionales Modell des Gehirns ermöglicht, bestimmte Zielstrukturen in der Tiefe des Gehirns exakt zu erreichen.
Striatum: Streifenhirn, eines der Basalganglien des Großhirns, zuständig für die Steuerung von Bewegungen; Wirkort von Dopamin.
Substantia nigra: Schwarze Substanz im Mittelhirn, deren Zellen Dopamin produzieren.
Sympathikus: Aktivierender Teil des Nervensystems, steuert die Stressreaktion.
Synapse: Die Verbindungsstelle zwischen zwei Nervenzellen.
Tremor: Zittern.
Vegetatives Nervensystem: Auch autonomes Nervensystem genannt. Besteht aus einem aktivierenden Teil (Sympathikus) und einem entspannenden Teil (Parasympathikus).

DER AUTOR

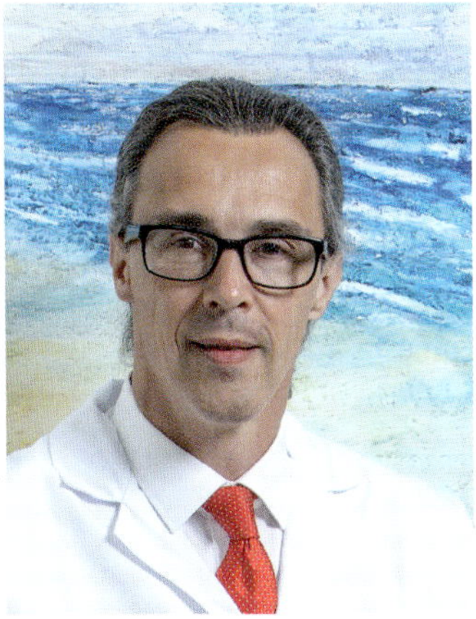

© klaushuberpictures, Salzburg

Dr. Klaus-Dieter Kieslinger ist Facharzt für Neurologie in Salzburg mit eigener Praxis sowie an der Privatklinik Wehrle-Diakonissen in Aigen, Salzburg tätig. Als ärztlicher Beirat der Parkinson-Selbsthilfegruppe Salzburg betreut er Parkinson-Patienten seit vielen Jahren.

Nach dem Medizinstudium in Graz und Wien absolvierte er zunächst die Ausbildung zum Allgemeinmediziner am Landeskrankenhaus Klagenfurt und am Royal Infirmary of Edinburgh. Die anschließende Facharztausbildung führte ihn dann an die Christian-Doppler-Klinik für Neurologie in Salzburg. Aufgrund seines großen Engagements in der Lehre zeichnete ihn die Paracelsus Medizinische Privatuniversität Salzburg als Teacher of the Year aus.

Zusatzausbildungen in Akupunktur, Qigong und psychosomatischer Medizin runden seine Interessen in Richtung eines ganzheitlichen Menschenbildes ab.

Mit regelmäßigen Vorträgen, Auftritten im österreichischen Rundfunk und jetzt auch mit diesem Buch möchte er mehr Verständnis für neurologische Themenbereiche wecken.

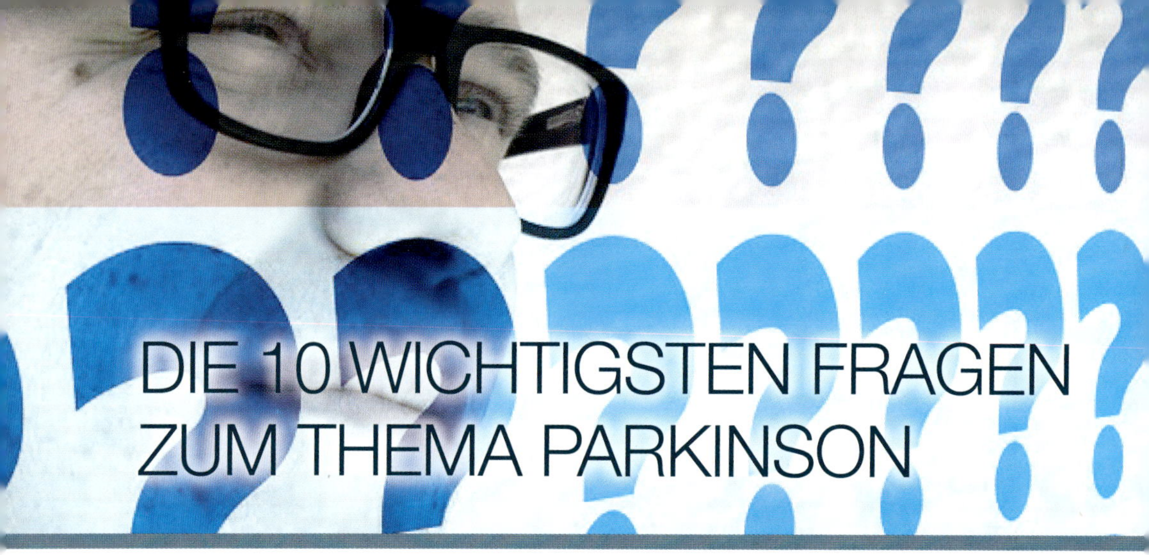

DIE 10 WICHTIGSTEN FRAGEN ZUM THEMA PARKINSON

1. **Ist Parkinson heilbar?** Die Parkinson-Krankheit ist derzeit nicht heilbar. Mit Hilfe der modernen Therapiemöglichkeiten lässt sich aber dennoch eine hohe Lebensqualität erreichen.
2. **Wie entsteht Parkinson eigentlich?** Parkinson entsteht durch einen Mangel des Überträgerstoffes Dopamin im Gehirn.
3. **Kann man das Fortschreiten der Erkrankungen stoppen?** Das Fortschreiten von Parkinson lässt sich nach derzeitigem Stand des Wissens nicht stoppen, aber die Symptome sind gut behandelbar.
4. **Wie kann man Parkinson behandeln?** Durch die medikamentöse Zufuhr einer Vorstufe von Dopamin und ähnlich wirkenden Medikamenten in Kombination mit Krankengymnastik, Ergotherapie und Bewegungstherapie.
5. **Wie lange ist man arbeitsfähig?** Viele Patienten können trotz eines beginnenden Parkinson-Syndroms ihre Arbeitsfähigkeit noch über viele Jahre erhalten.
6. **Wird Parkinson als Arbeitsunfähigkeit anerkannt?** Ja, im fortgeschrittenen Stadium.
7. **Gibt es verschiedene Verlaufsformen?** Neben dem sogenannten Morbus Parkinson existiert eine Reihe von selteneren Sonderformen.
8. **Bedeutet die Diagnose Parkinson eine zunehmende Behinderung?** Im Laufe der Jahre nehmen die Beschwerden langsam zu.
9. **Kann man trotz Parkinson ein normales Leben führen?** Trotz Einschränkungen führen viele mit der Erkrankung ein weitgehend normales Leben.
10. **Erreicht man trotz der Diagnose ein normales Lebensalter?** Ja. Mit den modernen Behandlungsmethoden lässt sich ein annähernd normales Lebensalter erreichen.